CONSIDÉRATIONS GÉNÉRALES

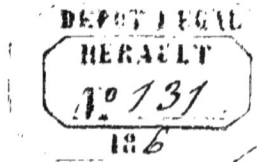

SUR LES

NÉVROPATHIES

DE LA GROSSESSE

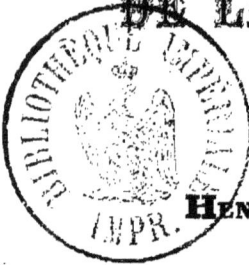

PAR

Henry DUPRILOT

DOCTEUR EN MÉDECINE

Ancien externe des hôpitaux de Paris (concours 1857), Médaille (bronze)
décernée par l'Administration de l'Assistance publique de la Seine;
Ex-Médecin-interne de l'Asile public des Aliénés de Saint-Robert
(Isère); Membre correspondant de la Société de médecine et de
pharmacie de Grenoble; Membre titulaire de la Société médicale de
Montpellier.

MONTPELLIER

BOEHM & FILS, ÉDITEURS DU MONTPELLIER MÉDICAL
Place de l'Observatoire.

1867

A mon Père & à mon Frère,

MES MEILLEURS AMIS.

A MA SŒUR, A MON BEAU-FRÈRE,

ET A LEURS ENFANTS.

A TOUTE MA FAMILLE.

H. DUPRILOT.

A la Mémoire de mon Grand-Oncle

Claude **BURDIN**,

Membre de l'Académie impériale de médecine.

Regrets ! ! !

A la mémoire de mon excellent Parent

M. PÉRIER,

Ancien Magistrat, Vice-Président du Conseil général de la Seine,
Commandeur de la Légion d'Honneur, etc.

Souvenir ineffaçable !

H. DUPRILOT.

A M. le Dr L. EVRAT,

Directeur-médecin honoraire de l'Asile de Saint-Robert,
Membre correspondant de la Société médico-psychologique,
Chevalier de la Légion d'Honneur, etc.

ET A SA FAMILLE.

Gratitude, profonde affection.

A Messieurs

FUSTER & Ch. ROUGET,

Professeurs à la Faculté de médecine de Montpellier.

H. DUPRILOT.

A mes Maîtres dans les hôpitaux de Paris:

MM. VOILLEMIER, N. GUÉNEAU DE MUSSY, LAILLER, CULLERIER et VERNEUIL.

. A mes bons Amis:

Ch. MONOT, Docteur en médecine à Montsauche.

V. HOLTZAPFEL, Notaire à Strasbourg.

J. DÉCRAND, Docteur en médecine à Moulins.

A TOUS MES AMIS.

H. DUPRILOT.

CONSIDÉRATIONS GÉNÉRALES

SUR

LES NÉVROPATHIES

DE LA GROSSESSE

*Morbi dignotio et curatio pendent
ex intellectione affectus et non partis
affectæ.*

GALIEN.

INTRODUCTION

Dans tous les actes de la vie qui sont communs à l'homme et à la femme, celle-ci se montre beaucoup plus impressionnable. Plus sensible à la douleur comme à la joie, avec sa constitution faible et délicate, qu'un rien suffit pour bouleverser, elle éprouve à chaque instant dans son organisme les plus violentes secousses, les plus grands désordres.

La femme ne sait rien faire à demi : elle aime avec folie, elle hait avec fureur, capable de tout oser contre ceux qu'elle déteste, de tout sacrifier pour ceux qu'elle chérit. La réflexion est le mobile de l'homme, le cœur celui de la femme ; l'homme calcule, la femme sent ; l'homme veut, la femme est souvent passive ; l'homme va, la femme est entraînée : le sentiment, c'est sa vie à elle, sa volonté, sa raison. Tout entière à l'impression du moment, elle s'y abandonne, quitte à réfléchir après si elle en a le temps, plus sujette ainsi aux regrets et au repentir, mais plus apte aussi aux généreuses émotions, aux sublimes dévouements.

Dès le jeune âge, cette différence de sensibilité entre les deux sexes se manifeste d'une manière évidente. Pendant que les bambins ne pensent qu'à sauter et à courir, dans les charmantes têtes de leurs petites compagnes s'agitent déjà mille caprices aussi incompréhensibles que soudains, des aversions, des sympathies subites dont on n'aperçoit pas la cause. A 14 ou 15 ans, âge où apparaissent les premiers signes de la fécondité chez la jeune fille, le contraste est bien mieux tranché : les jeunes garçons, l'air souriant et épanoui, sont encore des enfants ; presque rien chez eux ne dénote l'homme : ils ne songent qu'à s'amuser. La jeune fille, elle, songe à tout autre chose ; elle ne sait pas à ce qu'elle songe. Sans doute elle a encore toute la folâtre gaieté de la jeunesse, l'entrain aux jeux, aux divertissements. Mais vous la verrez par moments mélancolique, distraite, l'air rêveur, pleine de langueur et de nonchalance ; elle sent s'agiter en elle quelque chose de mystérieux, elle a des idées qui n'en sont pas, des désirs inconnus, des besoins sans nom ; elle a des accès de sombre chagrin ; triste, désolée sans savoir pourquoi, d'autant plus malheureuse qu'elle ignore la cause de son malheur, honteuse comme si elle avait commis une faute, n'osant se confier qu'à elle-même, elle cherche le silence et la solitude ; l'expression de sa physionomie change, son teint devient pâle ; ses yeux, endormis sous ses paupières, se réveillent parfois pour lancer des éclairs : c'est alors que pour elle, suivant l'expression de Michelet, la profonde coupe d'amour qu'on appelle le bassin est une mer d'émotions.

La menstruation est donc déjà, pour la jeune fille, le signal de malaises, de désordres dans la sensibilité, de névropathies de toutes sortes; c'est un premier tribut prélevé par la nature sur son système nerveux. Mais, vienne le mariage, la différence sera bien plus marquée entre l'homme et la femme. L'un et l'autre ont une destination bien distincte dans l'office synthétique de la propagation de l'espèce : le rôle de l'homme se borne à la fécondation ; la femme, au contraire, paie à cette propagation de l'espèce un lourd tribut : l'incubation, la parturition, l'allaitement, sont autant de fonctions spéciales, autant de phénomènes importants qui, malgré leur caractère essentiellement physiologique, n'en sont pas moins, pour la femme, une source malheureusement trop féconde de troubles nerveux, depuis le simple malaise jusqu'aux perturbations les plus graves, depuis la plus petite bizarrerie de caractère jusqu'à la folie furieuse, depuis la névralgie la plus bénigne jusqu'à la convulsion la plus effrayante.

Nous avons pris pour sujet de notre thèse l'étude des troubles nerveux de la grossesse; notre intention est de traiter cette vaste question au point de vue général surtout. Néanmoins nous insisterons spécialement sur la pathogénie de ces troubles nerveux, et comme nous voulons aussi faire une part assez large à l'étude du traitement, nous ne toucherons que légèrement au diagnostic.

Un coup d'œil jeté sur les quelques tableaux qui vont suivre cette introduction, aura pour résultat de donner rapidement une idée de l'ordre que nous avons suivi, et de l'esprit qui aura présidé à notre travail.

A l'inspection de ces tableaux, on verra que les troubles nerveux si variés de la grossesse tirent leur origine de causes diverses que nous serons obligé d'étudier une à une, négligeant cependant quelques-unes pour nous occuper spécialement des plus importantes. Ces causes, du reste, la plupart du temps n'agissent point d'une façon *isolée* dans la production des troubles que nous étudions ; elles coexistent, elles se prêtent main forte, elles se surajoutent.

Pour emprunter une image à la mécanique, ce sont

des forces composées, aboutissant à une résultante
unique : le désordre dans l'innervation.

Un exemple entre autres : dans l'utérus gravide, nous
trouvons plusieurs causes *d'irritations*, plusieurs causes d'incitations pouvant donner lieu à des troubles
nerveux réflexes de forme variée ; mais certainement
ces incitations locales ne suffiraient pas pour engendrer des troubles réflexes, si un état général de chloro-
anémie ne préexistait pas.

De là vient que bien des grossesses ne s'accompagnent pas de névropathies. Réciproquement, les femmes
grosses ne souffriraient que des troubles propres aux
chloro-anémiques, si leur utérus ne se trouvait alors
dans des conditions toutes particulières sur lesquelles
nous reviendrons plus tard.

Néanmoins il va de soi que, pour la commodité de
l'étude, nous devons passer en revue séparément chacune des causes de troubles nerveux que nous offre
l'état de gestation ; et de plus, nous avons cru conve-
nable de rattacher plus spécialement chaque forme de
troubles nerveux à l'une de ces causes, quoique, en
définitive, toutes aient pu contribuer à la réalisation de
la névrose.

Le difficile, en pareille circonstance, est d'apprécier
d'une façon précise que c'est bien telle cause et non
point telle autre qui a le plus influencé l'apparition de
tel ou tel état nerveux. Cependant, quelque ardu que
soit ce travail de sélection, il nous a paru pouvoir

être fait, sinon d'une façon irréprochable pour chaque cas en particulier, du moins d'une manière satisfaisante à un point de vue général. Or, qu'on ne l'oublie point, nous envisageons toujours, dans tout le cours de ce travail, la question au point de vue général, et au point de vue général seulement. Ce n'est pas, en effet, tel ou tel trouble nerveux de la grossesse qui doit spécialement nous occuper, c'est l'ensemble des états névropathiques des femmes grosses que nous avons voulu étudier, et cela, au double point de vue de la pathogénie et du traitement.

Si maintenant on nous demandait de quelle utilité peut être un semblable travail, entrepris uniquement au point de vue général, nous rappellerions que, si en pathologie l'étude des détails symptomatiques a son importance, il y a cependant quelque chose qui prime cette considération : c'est l'étude raisonnée et approfondie de la nature des symptômes. « Réduire la médecine à la considération des expressions ou épisodes morbides, a dit Marchal (de Calvi), c'est la restreindre aux effets de la maladie en supprimant la maladie ; c'est le fleuve moins la source, l'exclusion du tout par la partie, l'annulation du général par le particulier, du principal par le secondaire, car les lésions sont secondaires, si importantes qu'elles soient, considérées en elles-mêmes. » (*Introd. à la réforme médicale.*)

Quoique nous n'acceptions pas la forme exclusive que M. Marchal (de Calvi) a donnée à sa pensée, dans la précédente citation, nous acceptons cependant qu'elle exprime la vérité dans la plus grande majorité des cas. Ainsi, pour rentrer dans le sujet qui nous occupe, nous sommes convaincu, et nous espérons le prouver plus loin, que si généralement on réussit mal à faire disparaître les troubles nerveux qui atteignent les femmes grosses, c'est bien moins assurément parce qu'on ne tient pas compte des détails symptomatiques, des expressions morbides, que parce qu'on oublie un peu trop leur nature, leur origine, leur pathogénie en un mot.

A ce propos, la physiologie moderne a enrichi la science de certaines données qu'il est temps d'utiliser. Nous y insisterons en temps et lieu.

En résumé, c'est une étude synthétique des névropathies de la grossesse que nous avons voulu faire. De même que l'on peut décrire les caractères généraux de la scrofule sans entrer dans l'exposé minutieux des diverses manifestations de cette diathèse en évolution, de même aussi nous avons pensé qu'il pouvait être légitime d'étudier l'ensemble des conditions générales qui prédisposent la femme grosse aux névropathies, sans décrire complètement ces névropathies elles-mêmes.

La comparaison qui précède est certainement moins forcée qu'on ne pourrait le préjuger à un examen superficiel: en effet, chez certaines femmes grosses, cet ensemble de conditions générales auquel nous faisions allusion tout à l'heure, et qui tient sous sa dépendance des

troubles nerveux si divers, ne peut-il pas être raisonna-
blement assimilé à une sorte de *diathèse temporaire*,
de *diathèse transitoire*, dont les manifestations morbides sont variables et toujours secondaires? Pour notre
part, nous le pensons, et c'est précisément ce sol
commun, dans lequel germent des névropathies plus
différentes par la forme que par le fond, que nous aurons à décrire.

Mais avant d'aller plus loin, il nous faut circonscrire
ce que nous entendons par *troubles nerveux de la grossesse*, car, prise au pied de la lettre, cette expression
dit beaucoup trop.

Il y a bien longtemps déjà que dans son *Traité de
pathologie générale*, Dubois (d'Amiens) a défini la maladie : « Une lésion de l'innervation qui amène à sa suite
des lésions organiques secondaires. »

Au temps où elle a été donnée, cette définition pouvait
être taxée de paradoxale. Mais, chose curieuse, plus la
science marche, et plus aussi elle semble confirmer la
définition du savant secrétaire perpétuel de l'Académie.
La physiologie expérimentale a prouvé, par exemple, que
les phénomènes congestifs, inflammatoires, etc., n'é-
taient primitivement constitués que par des troubles
dans l'innervation des vaso-moteurs. La clinique a con-
firmé ces résultats.

Si donc nous employions l'expression : troubles nerveux, dans son sens littéral, nous serions obligé de traiter
ici à peu près de toutes les maladies des femmes gros-

ses. Est-ce qu'en effet la leucorrhée, le ptyalisme, la diarrhée, la constipation même, etc , ne sont point primitivement de simples troubles nerveux? La femme, qu'elle
soit enceinte ou non, est sujette aux névralgies aussi
bien qu'à mille autres troubles nerveux. Il ne suffira
donc pas qu'une névropathie se rencontre dans la grossesse pour que, sans plus ample informé, on la range
parmi les névropathies propres à la grossesse.

Nous déclarons donc ici que nous ne nous occuperons exclusivement que des troubles nerveux dont le
rapport de causalité avec l'état de gestation est établi
par des faits nombreux et positifs. Ainsi, il n'est pas
rare de rencontrer des femmes qui, pendant une *série*
de grossesses consécutives, ont constamment éprouvé
les mêmes phénomènes nerveux, qui du reste leur étaient
inconnus en dehors de l'état de gestation. Ici, il faut
l'avouer, il n'y a pas simple coïncidence, il y a bien
réellement *rapport de cause à effet* entre les phénomènes morbides d'une part, et les phénomènes physiologiques de l'incubation d'autre part. Mais cependant
nous devons être plus sévère encore. Ranger en effet,
parmi les troubles nerveux de la grossesse, telle névropathie qui aura été observée chez *une même* femme
pendant une série de grossesses, ce serait s'exposer
à passer en revue toute la pathologie du système nerveux. Non, il faudrait que ces troubles nerveux eussent
été observés chez un grand nombre de femmes grosses
et chez plusieurs à chaque grossesse, pour qu'ils pussent

légitimement être considérés comme intimement liés à la gestation, comme la conséquence de cette gestation.

Nous étudierons seulement les troubles nerveux qui satisfont à ces conditions.

Il va sans dire que nous élaguerons de notre sujet tout ce qui n'a pas un caractère sérieux et réellement scientifique : ainsi, nous ne parlerons pas des *envies*, des prétendues influences de l'imagination de la mère sur la production des nœvi, des taches, des difformités et monstruosités du fœtus ; tout cela doit être relégué dans l'arsenal, encore si encombré, des fables, de la routine et des préjugés populaires.

Beaucoup de questions intéressantes et à l'ordre du jour se rencontrent dans l'étude des névroses de la grossesse ; je les ai abordées sans avoir la prétention de les résoudre : l'œuvre eût été de beaucoup au-dessus de mes forces. J'ai cherché à appliquer les connaissances physiologiques actuelles à la pathogénie et à la thérapeutique de mon sujet ; j'ai voulu surtout mettre à profit, dans la mesure de mes moyens, les remarquables leçons de physiologie professées avec tant de succès à la Faculté de médecine de Montpellier.

TABLEAU SYNOPTIQUE

Chapitre Ier. — Troubles nerveux d'origine mécanique.	Douleurs	Abdominales { circonscrites, diffuses.	
		Pectorales.	
		Lombaires.	
		Crurales.	
		Inguinales.	
		Utérines, etc.	
	Toux, vomissements, dyspnée, palpitations, etc., des derniers mois.		

Chapitre II. — Troubles nerveux d'origine centrique.	Dus à la variation dans la proportion relative des éléments du sang.	Il y a anémie :	Troubles nerveux chloro-anémiques divers.
		Il y a pléthore :	Troubles nerveux pléthoriques divers.
	Dus à la viciation du sang : troubles nerveux urémiques.		

Le Chapitre Ier et le Chapitre II traitent des *troubles nerveux directs.*

Chapitre III. — Troubles nerveux d'origine excentrique ou réflexes (troubles nerveux indirects).	1° Convulsions	Générales :	Éclamptiques, apoplectiques, tétaniques, hystériques, épileptiques.
		Partielles :	Vomissements { bénins, incoërcibles, etc.
			Toux du début de la grossesse.
	2° Spasmes :	1° Du sphincter vésical, etc.	
		2° Vasculaires { Palpitations ; anémies, pléthores locales ; Paralysies réflexes, etc. ; syncopes, etc.	

— 17 —

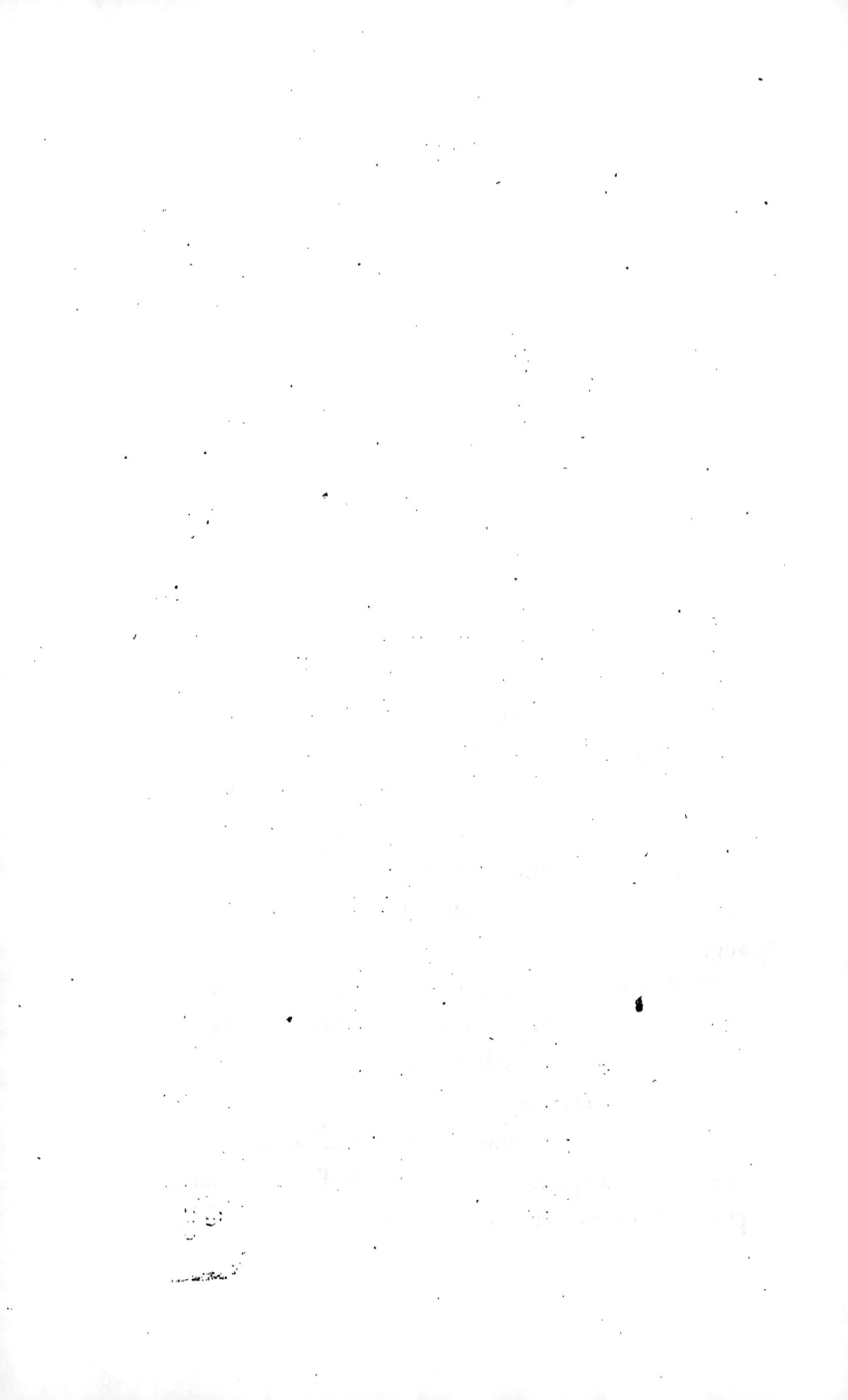

CHAPITRE PREMIER

Des troubles nerveux de la grossesse que l'on peut attribuer
à une cause mécanique.

Ces troubles nerveux sont de beaucoup les moins importants et les plus restreints.

Ils consistent principalement en douleurs qui, relativement à leur siége, sont :

1° *Abdominales*, tantôt circonscrites dans un point limité, tantôt diffuses, mais cependant s'écartant peu du voisinage des points d'émergence des plexus lombo-abdominaux et sacrés. L'intensité en est variable, elle augmente par la pression.

2° *Pectorales*, au niveau de la ceinture, ou vers les insertions supérieures des muscles abdominaux, ou vers leurs attaches inférieures.

3° *Lombaires* et *inguinales*, elles sont peu sérieuses lorsqu'elles sont seulement d'origine mécanique ; mais elles sont quelquefois prodromiques d'un avortement prochain, quand elles tiennent à un état maladif de l'utérus.

4° *Crurales*, surtout à la partie interne des cuisses, avec engourdissements et crampes, rarement dans les deux cuisses à la fois.

5° *Utérines*, elles ont leur siége dans les parois mêmes de l'utérus. M. Chailly-Honoré cite le cas d'une femme qui avait des points douloureux à droite et à gauche. Indépendamment de ceux qui siégeaient au dos et aux lombes, on en rencontrait un au-dessus du ligament de Fallope, vers sa partie moyenne, du côté droit ; un autre dans la grande lèvre du même côté. Enfin, le col de l'utérus présentait dans toute sa circonférence une sensibilité très-exaltée, le contact du doigt arrachant des cris à la malade.

Nous avons rangé les troubles nerveux ci-dessus parmi les troubles nerveux d'origine mécanique. Cependant, on peut alléguer que, dans bon nombre d'affections utérines, où l'on ne peut accuser la trop grande distension de l'utérus, on observe des douleurs dont le siége est le même. Ainsi, il n'est pas rare de rencontrer chez des jeunes filles dysménorrhéiques une sensation de gêne dans tout le bassin, s'accompagnant d'une ceinture douloureuse se terminant dans la région lombaire, et parfois envoyant des irradiations jusque dans le haut des cuisses.

Ici évidemment ces douleurs sont sympathiques d'un état anormal de l'utérus.

Pourquoi donc (peut-on se demander) n'en serait-il

pas de même des douleurs névralgiques, lombaires, crurales, etc., des femmes grosses?

Nous répondons à cette objection : que des causes différentes peuvent engendrer les mêmes effets, et que si nous admettons que, dans l'état de gestation, certains états morbides de l'utérus (congestion, par exemple) peuvent déterminer des douleurs lombaires, inguinales et crurales, il faut bien savoir distinguer ces dernières douleurs des douleurs de même siége, habituelles aux femmes qui ont dépassé le quatrième mois, douleurs dont la cause est, suivant toute vraisemblance, entièrement mécanique.

En effet, si l'origine de ces douleurs n'était pas dans la compression qu'exerce la tête sur les nerfs sacrés, qu'on explique pourquoi elles apparaîtraient seulement au quatrième mois, alors que l'utérus gravide remplit par son volume le bassin, puis disparaîtraient, ou tout au moins deviendraient moins fréquentes, pour reparaître vers le neuvième mois, alors que la tête fœtale s'engage étroitement dans l'intérieur du bassin.

Les douleurs lombaires et inguinales surviennent bien avant le quatrième mois, alors que l'utérus est en *rétroversion*, car alors le fond de l'utérus vient appuyer sur la face antérieure du sacrum.

Dans l'*antéversion*, au contraire, rien de semblable dans les premiers temps de la grossesse. Les tiraillements douloureux sont surtout abdominaux et inguinaux, et ne se manifestent que vers les derniers temps.

Mais, comme nous l'avons dit, il ne faut point perdre de vue que certaines douleurs lombaires, dans la grossesse, peuvent être dues à un état morbide de l'utérus, et celles-ci peuvent apparaître dès les premiers mois. Elles sont alors d'un très-fâcheux pronostic, et sont les signes avant-coureurs d'un avortement. La nature des douleurs (douleurs expultrices, hémorrhagies, etc.) et les symptômes concomitants, suffiront toujours à faire diagnostiquer ces douleurs lombaires à pronostic grave, des douleurs lombaires à origine mécanique, dont le pronostic au contraire est bénin.

Nature des douleurs dues à la compression. — On observe tous les degrés : parfois simple engourdissement dans les membres inférieurs et les lombes, d'autres fois fourmillements, picotements ; enfin, les douleurs peuvent être aiguës et suraiguës.

D'après Churchill, le *caractère* des douleurs lombaires, abdominales, inguinales, dues à la compression, est *crampoïde*. Ce caractère *crampoïde* des douleurs dont nous nous occupons, signalé surtout par les accoucheurs anglais, est sans doute le point de départ de la théorie donnée par Tyler-Smith sur la genèse des douleurs crurales des femmes grosses. Elles seraient liées «comme celles du choléra, à quelques irritations ou embarras du gros intestin, ou à quelque état morbide de l'utérus [1] » ; par conséquent, elles seraient le résultat par action réflexe d'une contraction spasmodique des muscles.

Disons d'abord que l'assimilation établie par Tyler-Smith entre les crampes du choléra et les crampes des femmes grosses, ne nous paraît pas très-heureuse : qui veut trop prouver ne prouve rien, et c'est affirmer au hasard que d'attribuer les crampes du choléra à une irritation intestinale. En second lieu, les preuves citées à l'appui de cette opinion ne sont point convaincantes. L'accoucheur anglais allègue, en effet, que ce n'est point lorsque les femmes sont debout, mais bien lorsqu'elles sont assises ou couchées (positions dans lesquelles la compression des nerfs sacrés par la tête doit, d'après M. Tyler-Smith, mal s'effectuer), qu'elles voient apparaître leurs douleurs.

Pour nous, nous ne voyons pas que dans ces positions la compression soit moins efficace. Du reste, comment, avec la théorie de M. Tyler-Smith, expliquer que la plupart du temps il n'y ait qu'une jambe de douloureuse ?

Et puis, si on admet la théorie de M. Tyler-Smith pour les douleurs crurales, pourquoi ne pas l'admettre pour les douleurs crampoïdes lombaires? Car enfin, si on admet que les fibres musculaires de la cuisse peuvent se contracter spasmodiquement par action réflexe,

[1] Cazeaux, pag. 317, 6e édit.

sous l'influence de l'état de l'utérus, pourquoi n'admettrait-on pas qu'il en est ainsi pour les fibres musculaires des lombes, de l'abdomen, etc.?

M. Tyler–Smith a donc dit ou trop ou trop peu.

Mais, pour notre part, nous l'avons déjà dit, nous nous rattachons à l'opinion anciennement émise par les accoucheurs, sans toutefois nier la théorie de M. Tyler-Smith; mais alors nous voudrions lui donner une plus grande extension et la généraliser.

Les douleurs crurales de toute nature viennent donc de la compression exercée par la tête fœtale sur les nerfs sacrés. La douleur s'irradie parfois jusqu'à la plante des pieds; ainsi Churchill en cite un cas, parce qu'un nerf étant comprimé ou pincé, la douleur s'aperçoit non-seulement au lieu pressé, mais encore tout le long des rameaux nerveux, jusqu'à leurs extrémités terminales. Ainsi, quand la moelle est malade, la plupart des douleurs sont *rapportées* aux extrémités et aux membres.

Les douleurs abdominales sont dues à la distension des fibres musculaires de la paroi abdominale.

Les douleurs abdominales sont dues à la distension des ligaments de l'utérus.

Les douleurs utérines se font sentir à la suite de certains mouvements de la mère, de quelques pressions étrangères ou des mouvements brusques de l'enfant. On a vu des mouvements continuels du fœtus produire chez la mère un agacement général tel, qu'il s'ensuivait des mouvements nerveux allant jusqu'à la convulsion.

Les douleurs utérines peuvent être rattachées à un spasme partiel des muscles utérins.

Pour M. Tarnier, les douleurs abdominales, inguinales et lombaires, dépendent d'une névralgie des rameaux cutanés émanés des branches collatérales du plexus lombaire.

Pour terminer l'énumération des troubles nerveux d'origine mécanique, mentionnons la toux et la dyspnée qui surviennent à la fin de la grossesse, alors que l'utérus, par son excessif développement, gêne, en refoulant le diaphragme, les poumons dans leur exercice normal. La femme enceinte peut aussi éprouver des palpitations ou des vomissements qui ont la même cause mécanique, si aucune maladie organique du cœur ou de l'estomac n'a précédé sa grossesse. Enfin, il peut y avoir syncope par compression des gros vaisseaux.

Causes prédisposantes. — Toutes les femmes sont loin de souffrir également de ces douleurs. Cela peut dépendre de l'état général plus ou moins bon dans lequel se trouve la femme ; cela dépendra aussi de son état nerveux, suivant qu'il sera plus ou moins développé.

Les causes prédisposantes peuvent tenir à la mère ou au fœtus.

3

Chez les primipares, les parois abdominales sont fermes, épaisses, résistantes ; elles cèdent difficilement au développement de l'utérus, de telle sorte que les nerfs sacrés se trouvent placés en arrière sur un plan osseux, et en avant derrière l'utérus, repoussé énergiquement par des parois abdominales qui n'ont point perdu de leur ressort.

Il en est de même encore chez les primipares, ce sont les organes abdominaux qui repoussent en bas l'utérus.

Les états de l'utérus ont aussi leur importance, suivant qu'il est en rétroversion, en antéversion, etc., ou suivant son enclavement.

Le professeur Moreau cite une dame qui eut l'utérus renversé en arrière, pour avoir soulevé un poids de 50 livres : syncopes, vomissements, douleurs, etc., survinrent, mais disparurent après la réduction du déplacement.

Les accidents de la rétroversion sont plus graves et moins rares que ceux de l'antéversion ; l'antéversion ne se voit guère qu'à la fin de la grossesse ; si elle se montre quelquefois dans les premiers mois, la réduction se fait spontanément. Il n'en est pas de même quand il s'agit de l'enclavement de la matrice au milieu du bassin, car, le corps enclavé augmentant toujours de volume, ses parois utérines se tuméfient, s'enflamment, les douleurs augmentent de plus en plus, la réduction devient difficile et même impossible.

Dans les grossesses gémellaires, les femmes sont beaucoup plus exposées encore à tous les troubles nerveux mécaniques dont nous parlons ; on comprend facilement que, toutes les causes de distension augmentant, l'intensité des effets augmentera. Un fœtus de peu de volume ne produira pas les mêmes effets qu'un fœtus volumineux. Il n'est pas jusqu'aux diverses présentations qui n'exercent une influence sur les prédispositions de la femme à éprouver tels ou tels troubles nerveux d'origine mécanique.

Pronostic. — Généralement benin ; je dis généralement, car, d'après Churchill, ces douleurs auraient déterminé des *chutes graves*. S'ils existent au début de la grossesse et sont sympathiques d'un état morbide de l'utérus, ils sont signes d'avortement, et sont par conséquent d'un pronostic fâcheux. Il est donc essentiel de savoir distinguer ces douleurs sympathiques de celles qui sont dues à la compression ou à la distension.

Traitement. — Toutes les douleurs nerveuses que nous venons d'indiquer cèdent assez souvent à un traitement approprié. Indépendamment des indications générales fournies par l'anémie, par l'état nerveux, etc., ces névralgies comportent les narcotiques à l'intérieur, et à l'extérieur les modificateurs irritants.

Les cautérisations superficielles du col de l'utérus avec le nitrate d'argent, ont fait disparaître comme par enchantement certaines douleurs utérines. Les bains tièdes ont produit aussi de très-bons résultats contre les douleurs abdominales, lombaires, inguinales. Du reste, les premières indications à remplir seront le repos, la position horizontale, la rareté des rapprochements sexuels, et l'on aura soin aussi de faire appliquer une ceinture élastique abdominale, dont la partie centrale embrassera la région sous-ombilicale ; dans le cas où le ventre serait en besace, on aurait soin de tenir le tout par des bretelles.

Pour M. Tarnier, les narcotiques appliqués localement constituent le traitement par excellence des douleurs névralgiques des femmes enceintes. «Nous avons, dit-il [1], presque toujours réussi avec de très-petits vésicatoires saupoudrés avec un sel de morphine. Les injections sous-cutanées seraient aussi parfaitement indiquées ; il n'en résulte aucun inconvénient pour la marche de la grossesse.»

Si les troubles nerveux sont le résultat de l'antéversion, de la rétroversion ou de l'enclavement de l'utérus, la première indication est de réduire. Pour l'antéversion, les progrès ultérieurs de la grossesse suffiront pour amener une réduction graduelle. Quant à la rétroversion, Cazeaux et Chailly-Honoré conseillent, comme étant le plus simple, le procédé Évrat, cité par Moreau. S'il y a enclavement, on n'a qu'à faire remonter la matrice au-dessous du détroit supérieur.

[1] Cazeaux et Tarnier; Traité d'accouch., pag. 519.

CHAPITRE II

Troubles nerveux d'origine centrique.

Sanguis moderator nervorum.

Dans ce chapitre, nous nous occuperons de l'étude des *troubles nerveux directs d'origine centrique* ou dus à une altération du sang et à une action directe du fluide nourricier sur le tissu nerveux.

Sanguis moderator nervorum, a dit Hippocrate ; ce que l'on peut traduire ainsi : le sang est le régulateur des fonctions nerveuses; ou comme MM. Trousseau et Pidoux : «le sang est le calmant des nerfs». Voilà le fait observé de toute antiquité, et exprimé en peu de mots si heureusement par le Père de la médecine.

Il appartenait aux modernes de donner l'explication de ce fait d'observation journalière. Or, faut-il s'étonner de ce rapport de corrélation qui existe toujours entre les fonctions de l'hématose et les fonctions du système nerveux, rapport si intime que le moindre dérangement dans la composition ou la manière d'être du

sang rompt l'équilibre du fonctionnement nerveux?
Assurément on conviendra qu'il n'y a rien de mystérieux dans ce rapport, si l'on songe que le sang étant
le nourricier des corpuscules nerveux, ceux-ci évidemment doivent recevoir du premier toutes les conditions
d'existence. Le fonctionnement du système nerveux est
donc entièrement subordonné à la qualité et à la quantité des matériaux de nutrition que lui fournit le sang.
Aussi, en vertu de l'axiome : rien ne se perd, rien ne
se crée, tout se transforme (axiome qui est vrai aussi
bien en biologie qu'en chimie, en matière de corps bruts
qu'en matière de forces), et tout en n'accordant du reste
à l'expression de *force nerveuse* qu'un sens abstrait et une
valeur hypothétique, nous dirons que la qualité et la
quantité de *force nerveuse* fournie aux organes par le
système nerveux dépend immédiatement des moyens de
nutrition qui sont répartis à celui-ci. C'est ce qu'ont
fort bien exprimé les auteurs du *Traité de thérapeutique et de matière médicale* dans leurs généralités sur la
médication tonique [1] : «Lorsque le système nerveux ne
peut plus puiser dans un sang suffisamment réparateur
les éléments de l'innervation qu'il perd incessamment par
tous les actes animaux , il tombe dans l'éréthisme,
c'est-à-dire qu'il n'est plus en rapport (*normal*) avec
les stimulants physiologiques qui sont, sans exception,
toutes les causes internes et externes qui agissent sur

---

[1] Trousseau et Pidoux, 5e édit., 1855, tom. I, pag. 84.

l'homme;... aucune impression n'est sentie comme elle devrait l'être, aucun mouvement, aucune réaction ne s'accomplit régulièrement, fructueusement. Nul acte de sentiment ou de mouvement ne remplit son but physiologique ; de là, des spasmes, etc. »

Contre ceux qui allégueraient la mobilité, l'extrême surexcitabilité du système nerveux dans ce cas, pour motiver l'opinion que, sous l'influence de la pauvreté du sang, le système nerveux éprouve non pas une *subaction*, un affaissement, mais bien un surcroît d'activité, *une suraction*, nous invoquerions l'opinion de tous les grands praticiens, qui ont toujours considéré cet état d'éréthisme du système nerveux, non point comme un signe de force, mais au contraire comme un signe certain de faiblesse. C'est en vain qu'on citera des cas nombreux d'éréthisme où les apparences de la santé la plus complète font contraste avec les symptômes d'exaltation nerveuse : nous rappellerons combien l'on est sujet à se tromper quand les signes de l'anémie ne sont pas bien évidents, et nous en verrons bientôt un exemple frappant à propos des femmes grosses, où des générations médicales se sont trompées sur des générations de malades, et ont pris pour *pléthore* ce qui n'était que *chloro-anémie masquée, déguisée.*

La pléthore est cependant bien distincte de l'anémie, car, sans s'appuyer sur les analyses chimiques, les bruits vasculaires et le frémissement artériel sont suffisants et au-delà pour les différencier. Or , lorsque chez une femme enceinte on sent (et on le sent chez presque toutes) le frémissement vibratoire dans les vaisseaux du cou , on ne peut pas supposer qu'il y a pléthore , car avec cela il y a presque toujours bouffissure avec transparence de la peau, teint pâle, décoloré. Il a fallu bien des subtilités, bien des erreurs pour arriver à obscurcir un point de pathologie aussi lucide.

Ceci dit, voyons quelles sont les modifications imprimées au sang par l'état de gestation: ces modifications sont des vices de composition par variation dans la proportion des éléments constitutifs ; exemple : pléthore, anémie et ses diverses formes. Ces modifications sont encore des vices de répartition par modification à la circulation ; c'est donc tantôt sur le sang, tantôt sur la circulation que portent ces modifications.

Passons donc en revue ces modifications, en tâchant concurremment d'établir quels sont les troubles nerveux qui leur sont imputables.

A. VICES DE RÉPARTITION DU SANG PAR LE FAIT DE LA GROSSESSE.

Il y a trois grandes causes gênant une répartition bien égale du sang chez la femme grosse :

1° *Toutes les fois qu'il y a afflux de sang vers un organe, les autres organes en souffrent d'autant.* —Voilà

la loi. Or, quel organe attire une plus grande proportion et consomme sur place une plus grande quantité
de sang que l'utérus gravide, obligé de prendre des
dimensions si considérables et de fournir au développement du nouvel être ? C'est une conséquence
forcée, que la quantité de sang en circulation dans les
autres organes doit être amoindrie.

On peut objecter à cette assertion que c'est une
pure vue de l'esprit. Cependant, quoiqu'elle ne puisse
pas se vérifier *de visu*, il est impossible de ne pas
admettre sa réalité. Est-ce qu'on n'a pas vu un simple
bain de pied amener une syncope? A quoi l'attribuer,
si ce n'est à une anémie des parties supérieures? Sans
doute on ne peut voir l'anémie cérébrale, par exemple;
mais la pâleur des joues, le refroidissement des parties supérieures, etc., ne laissent pas de doute, et
d'après ce que l'on voit à la périphérie, on peut juger
de ce qui se passe profondément dans l'intimité des tissus, d'autant plus que les capillaires du cerveau, etc.,
ont été vus dans les vivisections se dilater et se ré-
trécir comme les capillaires de la peau (Donders,
1851 ; Ehrmann, thèse Strasbourg, 1858). Il va sans
dire que c'est une comparaison et non une assimilation
que nous avons voulu faire, et il ne faudrait pas y
voir autre chose. De tout temps, du reste, on a re-
connu des inégalités de répartition du sang dans le
système vasculaire : les émotions vives, la colère, la joie,
le plaisir, la crainte, etc., etc., ne font-ils pas affluer,

soit à un point, soit à un autre, le liquide sanguin?
De là, la pâleur ou la rougeur du visage se succédant
alternativement, ou l'une d'elles (la rougeur) se fixant
à une région quelconque, presque exsangue à l'état
normal, ou l'autre (la pâleur) se faisant remarquer
dans des régions où le sang afflue d'ordinaire en grande
abondance. Tout cela saute pour ainsi dire aux yeux:
les anciens l'avaient constaté, comme les modernes;
mais l'insuffisance de leurs connaissances en physiologie et aussi en pathologie du système artériel, ne
leur avaient pas permis de donner aux faits de ce genre
une interprétation vraie et d'en déduire des conséquences pratiques.

Il était bien difficile, du reste, et il est encore bien
difficile aujourd'hui de constater ces anémies locales
dans les organes profonds, et, comme nous l'avons déjà
dit, c'est par analogie ou mieux par induction, plutôt que
par une constatation directe, que l'on se fait une idée
de la fréquence des anémies locales, de leur importance en pathologie et de la gravité des lésions qu'elles
produisent. Ce n'est pas par les nécropsies non plus
que nous pourrons nous éclairer dans cette étude des
anémies locales elles-mêmes, puisque, après la mort,
l'anémie devient précisément l'état normal des tissus.
Ce n'est donc que pour constater des lésions consécutives à l'anémie, que l'anatomie pathologique nous
viendra en aide.

2° *Compression par la masse fœtale des gros troncs veineux abdominaux.* — D'où œdème, varices, hémorrhoïdes, etc.; d'où coloration bleuâtre du vagin et de la vulve, sur laquelle coloration Jacquemier a insisté comme signe de grossesse. Il y a donc accumulation de liquide vers les parties inférieures, et par suite *ischémie* vers les parties inférieures (ισχομαι, je retiens).

On comprend qu'il suffise d'un point de l'arbre circulatoire légèrement comprimé, pour que toutes les branches de l'arbre circulatoire en reçoivent le contre-coup. Le moteur lui-même en est affecté. Ainsi, il y a longtemps que Larcher a signalé la grossesse comme cause d'hypertrophie du cœur, et spécialement d'hypertrophie du ventricule gauche.

On peut donc conclure que dans l'état de grossesse la répartition parfaitement égale du sang, ou plutôt parfaitement physiologique du sang, doit être plus facilement troublée que dans l'état de vacuité. De là une cause de troubles nerveux fugitifs, passagers, cédant, il est vrai, avec une répartition plus égale du liquide nourricier, mais qu'il est cependant utile de mentionner. De là, entre autres, certains *malaises du matin*, comme disent les Anglais, si fréquents chez les femmes grosses; tendances aux vertiges, aux vomissements, par exemple, dès que la femme sort du lit, et cela jusqu'à ce que par quelques mouvements la circulation se soit équilibrée, pondérée; de là ces syncopes subites arrivant deux ou trois fois par semaine chez certaines femmes grosses, pendant les quatre premiers mois de la grossesse.

3° Enfin, pour être complet autant que possible, nous devons encore signaler parmi les causes d'une répartition inégale du sang, les *anémies locales spasmodiques* ou *par refus de capillaires*, si fréquentes chez les hystériques, et auxquelles l'état de grossesse prédispose singulièrement.

«Beaucoup de troubles fonctionnels appelés réflexes ou sympathiques (lipothymies, vertiges, suspension des sécrétions), dit M. Potain [1], ne sont autre chose que des anémies de ce genre; on y a même rattaché le premier stade de l'attaque d'épilepsie. »

Mais nous reviendrons sur cet ordre de faits, à propos des troubles nerveux réflexes portant sur le système vasculaire, et en même temps nous dirons quelques mots des *hyperémies de compensation*, consécutives à ces anémies locales.

B. VICES DE COMPOSITION DU SANG PENDANT LA GROSSESSE.

Les vices de composition du sang imputables à l'état de grossesse, ont une bien plus grande importance que les vices de répartition imputables au même état physiologique examinés plus haut; c'est pourquoi,

[1] Diction. encyclop., art. *Anémie.*, tom. IV. pag. 342.

si nous avons glissé un peu légèrement sur ces derniers, nous tâcherons d'être aussi complet que possible
pour exposer le rôle important que joue la composition du sang dans la production des troubles nerveux
chez la femme enceinte.

Il y a trente ans que l'on considérait encore toute
femme grosse comme pléthorique. L'absence de règles
consécutive à la conception accumulait, pensait-on,
le sang dans l'arbre circulatoire. Dugès, l'un des premiers, réagit moins contre l'idée de pléthore que
contre l'explication que l'on donnait de cet état pléthorique. « La pléthore des femmes enceintes, dit-il [1],
n'est point une circonstance de pure hydraulique.....
Si, durant la gestation, la femme a économisé par l'a-
ménorrhée deux livres et un quart de sang, à 4 onces
par époque menstruelle, combien n'en dépensera-t-elle
pas pour la formation du fœtus qui, à sa naissance,
pèse environ 7 livres sans ses enveloppes et son en-
tourage, qu'on peut estimer encore à une livre et
demie pour le moins. »

Après le professeur de Montpellier que nous venons
de citer, l'accoucheur qui a porté le plus terrible coup
à la doctrine de la pléthore chez les femmes grosses,
est Cazeaux [2], si bien qu'aujourd'hui l'opinion si ancienne qui considérait la plupart des femmes grosses

[1] Diction. en 15 vol., tom. IX, pag. 305.
[2] Revue médicale, 1851.

comme pléthoriques, après avoir été exagérée pendant la période du Broussaisisme, est enfin tombée et a fait place à une opinion tout opposée et plus ancienne encore, quoiqu'on la considère généralement comme plus moderne : nous voulons parler de l'opinion qui voit beaucoup de chloro-anémiques parmi les femmes enceintes.

Pour prouver que cette opinion est beaucoup plus ancienne qu'on ne le pensait, nous n'avons qu'à nous étayer de l'imposante autorité du Père de la médecine, et à citer un passage de la traduction de M. Littré (OEuvres d'Hippocrate, *Maladies des femmes*, tom. VIII) : « Quand une femme est grosse, elle devient toute pâle, parce que la partie pure de son sang distille journellement du corps, et se porte à l'embryon, qui en reçoit accroissement. Or, le sang étant moindre dans le corps, nécessairement elle est pâle ; elle a des envies d'aliments étranges ; même peu de nourriture cause des dégoûts et des nausées, et elle s'affaiblit parce que le sang diminue. »

Est-il possible de mieux exprimer la cause et les effets de l'anémie des femmes enceintes ? Ne dirait-on pas que ce passage a été écrit dans les temps modernes ? Il ne manquait réellement, à l'esprit si profondément observateur d'Hippocrate, que la sanction chimique expérimentale des éminents professeurs Andral et Gavarret (1840-42), J. Regnauld (1847); il ne lui manquait que les recherches hématologiques des Becquerel et Rodier (1849), des Lehman, des Budges (1850), des Remak (1851), etc., etc. Si on lit le mémoire si remarquable de Cazeaux, on constate une savante amplification de l'aphorisme hippocratique étayée sur les données de la chimie moderne. M. Cazeaux démontre formellement dans son mémoire, publié dans la *Revue médicale* de 1851, que les troubles fonctionnels de la grossesse, attribués jusqu'à présent à la pléthore, sont ceux de la chlorose, et c'est par les résultats de l'analyse chimique du sang, c'est par les symptômes présentés par les malades, c'est aussi par les heureux effets retirés d'un traitement tonique, qu'il lui est permis, dit-il, de le proclamer hautement.

Les médecins du siècle dernier, et même la plupart de ceux du siècle actuel, ont cru à une pléthore générale causant des congestions céphaliques, parce qu'ils remarquaient chez leurs malades de la somnolence, des tintements d'oreille, des vertiges, des bouffées de chaleur, des rougeurs subites de la face, des éblouissements, etc., et surtout parce qu'ils trouvaient le pouls plus dur, plus plein que dans l'état ordinaire; surtout, parce que, s'ils tiraient du sang, ils constataient une amélioration instantanée, et surtout encore parce que le sang tiré donnait un caillot couenneux. On conçoit parfaitement qu'ils aient été induits en erreur. Mais tous ces symptômes, qui autrefois étaient considérés comme appartenant en propre et exclusivement à la pléthore, sont, de par les recherches modernes, également imputables à l'anémie,

En effet, les vertiges, les éblouissements, etc., etc., ne sont-ils pas communs aux deux affections? Il n'est pas nécessaire de porter une bien grande attention à l'examen des symptômes de l'une et de l'autre, pour constater la parfaite identité de ces symptômes. Ce fait s'explique facilement, dit M. Andral [1], en remarquant que si le seul passage d'une trop grande quantité de globules à travers les vaisseaux de l'encéphale paraît être une circonstance suffisante pour rendre compte des troubles cérébraux qui se montrent dans la pléthore, il arrive aussi que des globules, en trop petit nombre, traversant ces mêmes vaisseaux, déterminent des accidents analogues ; de telle sorte qu'une quantité de globules ou trop forte ou trop faible trouble de la même manière certains actes cérébraux. Ce n'est donc pas par le caractère des symptômes, mais seulement par les modifications du sang, qu'on pourra juger de leur véritable cause. Or, l'analyse du sang d'un grand nombre de femmes qui accusaient ces prétendus phénomènes de pléthore, a démontré la diminution notable des globules et l'augmentation de la sérosité.

La femme enceinte n'est pas pléthorique, on pourrait peut-être dire qu'elle est atteinte de pléthore séreuse; mais disons mieux : elle est chloro-anémique, son apparent embonpoint est dû à la turgescence des tissus, et surtout du tissu cellulaire ; de là ces formes rebon-

---

[1] Cazeaux et Tarnier, 1866, pag. 475.

dies, avec blancheur de la peau, teint pâle, décoloré, chez la plupart des femmes grosses. Comme dans la chloro-anémie, il y a dans la grossesse, des gastralgies, des nausées, des maux d'estomac, des inappétences, des névralgies, des céphalées, des appétits bizarres et dépravés, etc. Chez la jeune fille mal réglée ne voit-on pas aussi des inappétences, des goûts bizarres, des digestions pénibles? De tout cela ne résulte-t-il pas une nutrition insuffisante, qui elle-même produit à la longue la chloro-anémie? Grossesse, dysménorrhée, aménorrhée, etc., tous ces états auront pour résultante l'anémie. Chez la jeune fille, dès le début de la dysménorrhée ou de l'aménorrhée, les troubles fonctionnels seront purement sympathiques; mais si l'état persiste, c'est la chlorose qui surviendra. Il en est de même dans la grossesse, où nous verrons, dans les premiers mois, des phénomènes sympathiques, des troubles nerveux réflexes, et à la fin de la gestation, non-seulement plusieurs de ces troubles nerveux réflexes persisteront, mais encore la chloro-anémie se montrera avec le cortége de tous ses symptômes.

L'identité de symptômes entre l'anémie et la pléthore, dont nous avons déjà parlé plus haut, est une source d'embarras pour plus d'un praticien; il est un autre état morbide qui possède également les mêmes symptômes que les deux états morbides précédents, et vient par conséquent encore augmenter la difficulté quand il s'agit du diagnostic : je veux parler de l'as-

phyxie. M. Potain, dans le *Dictionnaire encyclopédique*
de Dechambre, explique très-bien comment ces états
peuvent avoir absolument les mêmes symptômes ; « cela
semble inexplicable, dit-il (pag. 354), pour qui ne
voit dans la pléthore ou l'anémie qu'uné augmentation
ou une diminution de la quantité du sang contenu dans
les vaisseaux et l'excès ou le défaut de pression qui
en résultent. On s'en étonnera moins si l'on songe que,
au point de vue de leur influence sur les fonctions,
l'anémie et la congestion agissent l'une et l'autre iden-
tiquement comme l'asphyxie, ou plutôt constituent de
véritables asphyxies locales. On sait, en effet, que le
plus essentiel des actes physiologiques accompli par
le sang à travers les organes, à travers l'encéphale en
particulier, consiste à porter, avec ses globules, de
l'oxygène au sein des tissus, et ramener dans son sérum, pour le rejeter au dehors, l'acide carbonique produit. L'aptitude à agir est absolument subordonnée,
dans le cerveau, dans les nerfs, dans les muscles
(Brown-Séquard), à cette influence du sang oxygéné
sur la substance vivante ; elle s'anéantit dès que le
sang ne peut plus y affluer, qu'il y arrive dépourvu
d'oxygène ou qu'il cesse de s'y renouveler. Or, dans
l'asphyxie, le sang se rend aux organes avec une oxy-
génation insuffisante ou un excès d'acide carbonique ;
d'où les accidents. Dans l'anémie locale, un obstacle
quelconque empêche le sang d'atteindre ces organes
ou de les traverser en quantité suffisante ; ici, comme

dans l'asphyxie, ils ne reçoivent pas l'oxygène qui leur est nécessaire, ni ne se délivrent de l'acide carbonique nuisible. Le résultat est donc le même. »

Nous l'avons dit, les médecins du commencement de ce siècle, en constatant que dans la grossesse le pouls était plus dur, plus plein que dans l'état ordinaire, ont vu de la pléthore là où il y avait anémie réelle. Ils ne faisaient pas attention que la gêne apportée à la circulation par la présence du fœtus explique l'impulsion cardiaque plus forte, et par suite l'hypertrophie consécutive du cœur gauche (Larcher) et la dureté et la plénitude du pouls. Croyant que l'ampleur des pulsations artérielles ne dépendait que de la plénitude des vaisseaux et d'une impulsion énergique, ils expliquaient cette anomalie apparente par l'hypothèse de l'excitation cardiaque ou par celle de la pléthore séreuse ; Claude Bernard n'était pas encore venu démontrer (1859) que lorsqu'on fait subir à un animal une hémorrhagie assez forte pour diminuer la pression constante dans son système artériel, les pulsations des artères prennent quelquefois une amplitude plus grande qu'auparavant ; et que l'on pouvait en conclure que l'ampleur des pulsations artérielles n'est en aucune façon la preuve d'un état de plénitude dans les vaisseaux sanguins. Le même fait est établi par une observation de De Haën, qui perdit une malade (opérée pour un anévrysme) après une petite saignée qu'il avait cru devoir lui faire, vu l'état du pouls, qui était dur, vif et phlogistique. La saignée

n'avait fait qu'augmenter l'ampleur du pouls. A l'au-
topsie, les vaisseaux petits et grands étaient complètement vides : il n'y avait donc pas eu pléthore. Ce fait
a été expliqué par M. Marey, qui a montré que «l'intensité de la sensation perçue par le doigt, lorsqu'il est
appliqué sur une artère, dépend, non du degré de la
tension artérielle, mais de l'amplitude et surtout de la
brusquerie des oscillations que cette artère éprouve. Or,
l'amplitude est d'autant plus grande et l'oscillation d'autant plus brusque que l'ondée sanguine trouve plus
vide et moins tendue l'artère où elle pénètre. La vacuité du système vasculaire devient donc ainsi la cause
directe de l'ampleur et en même temps de la dureté du
pouls[1].»

Les partisans de la pléthore ne sont pas plus heureux
lorsqu'ils s'appuient sur la soi-disant amélioration instantanée éprouvée après la saignée par la femme
enceinte : cette amélioration d'abord n'est que passagère,
on soulage momentanément la malade, mais on la prédispose plus sûrement à d'autres complications encore
plus graves.

Quant à la couenne de la saignée faite chez les femmes
grosses, cela ne prouve pas la pléthore. Il y a couenne
toutes les fois que la quantité de fibrine est proportionnellement plus considérable que le nombre des
globules. Or, les analyses du sang des femmes enceintes

[1] Diction. encyclop., tom. IV, pag. 391.

prouvent précisément que le nombre des globules a diminué chez elles; que, d'autre part, la fibrine existe dans la même proportion que dans l'état normal, souvent même elle a augmenté. Donc toujours il doit y avoir caillot, puisque toujours, relativement aux globules, la fibrine est en abondance. Plus la grossesse avance, plus la femme devient chloro-anémique , les travaux d'Andral et Gavarret nous le prouvent; c'est d'après eux que nous savons que les globules diminuent, que la proportion de sérum augmente, tout en perdant de sa densité. Chez la femme bien constituée, les globules sont au nombre de 127, s'abaissant d'abord faiblement dans les premiers mois, mais dans les trois derniers ils descendent jusqu'à 108, 102 et 90. La fibrine dans les premiers mois est normale, et proportionnellement aux globules elle augmente surtout au dernier mois. L'albumine, qui à l'état normal est de 72, descend jusqu'à 68 et 66. La proportion d'eau augmente, elle est de 790/1000; dans les six premiers mois, elle va à 910, et dans les deux derniers elle va jusqu'à 914.

Après avoir relaté tous ces résultats , est-il nécessaire d'insister sur la réalité de l'*anémie* des femmes enceintes? Nous disons *anémie*, pour nous servir du langage habituel, mais c'est employer ce mot contrairement à son sens étymologique. Il y a toujours, chez les femmes enceintes, la même *quantité* de sang, c'est la *qualité* seulement qui fait défaut. Tous les éléments importants du sang sont en baisse; ainsi , pour nous résumer, il y a : aglobulie, désalbumination du sang, diminution de la quantité des sels; car, plus on avance vers le neuvième mois, plus la quantité d'eau dans le sang est considérable. Enfin, il n'est pas jusqu'au type d'anémie décrit par Jourdanet sous le nom d'*anoxé-mie*, ou oxydation insuffisante du sang, qui ne se retrouve jusqu'à un certain point chez la femme grosse. En effet, la quantité de globules est diminuée, les inspirations ne peuvent être complètes par suite du volume de l'abdomen, les promenades sont impossibles vers la fin. Réellement, il y a donc une quantité d'oxygène moins considérable charriée par les globules.

On explique généralement par le surcroît de dépenses imposées à la femme enceinte pour l'entretien du fœtus, la chloro-anémie de la grossesse. Il est évident que, la quantité des apports diminuant le plus souvent au lieu d'augmenter ; et d'autre part la quantité des dépenses augmentant, il doit y avoir pénurie dans l'organisme, appauvrissement du sang. Mais, de plus, en dehors de l'entretien du fœtus, on sait que toute modification dans l'utérus retentit sur l'économie : ainsi, que de chloroses , que de chloro-anémies dues à une lésion en apparence peu importante de l'utérus! Et c'est en vain qu'on administrera les toniques et les ferrugineux , si préalablement on ne guérit pas la lésion locale. C'est cette importance si considérable de l'utérus dans l'organisme féminin qui a inspiré à Van Helmont cette énergique et expressive pensée :

Uterus, animal in animale; et encore cette comparaison non moins originale : *Perinde atque luna solo adspectu aquis præsidet, eo quod uteri vita atque potestas toti imperet mulieri.* (L'utérus régit la femme, comme la lune commande aux marées.)

En résumé, voilà comment je m'explique l'anémie de la grossesse : défaut d'exercice ; troubles digestifs ; surcroît de nutrition imposé par le développement fœtal ; respiration gênée ; urines plus chargées de matières salines et albumineuses ; impression particulière (portant sur le système nerveux) de toute modification utérine, à tel point qu'il y a éréthisme ; état moral anxiété, etc.

Quant à la façon dont l'anémie agit pour produire des troubles nerveux, elle s'explique ainsi : 1° le sang ne fournissant pas au tissu nerveux les éléments de nutrition nécessaires à son fonctionnement, le système nerveux ne réagit plus comme à l'état normal sous l'influence des excitations, soit internes, soit externes. De là, anomalies de perception, anomalies de fonctionnement. 2° L'anémie prépare le terrain aux actions réflexes. Celles-ci, comme on le sait, sont d'autant plus actives, d'autant plus énergiques, qu'elles se manifestent sur un sujet plus anémié. On le voit donc ici encore, il n'y a pas qu'une *seule* cause qui agisse, il y a un *concours de causes* aboutissant à un résultat unique. Si néanmoins nous avons rangé une partie des troubles nerveux observés pendant la grossesse sous la dénomination de *troubles nerveux d'origine centrique dus à une altération du sang*, nous n'avons pas eu l'intention d'en induire que nulle autre cause, sauf l'altération du sang, n'était alors en jeu ; nous avons voulu simplement attirer l'attention sur la cause qui, à notre avis, avait le plus d'influence dans la réalisation de ces troubles nerveux, et faire comprendre que ceux-ci étaient dus plutôt à la cause centrique : *altération du sang, d'où insuffisance de nutrition du tissu nerveux*, qu'à la cause : *irritation périphérique*, qu'elle n'agissait que grâce à la préexistence de la première de ces deux causes. Du reste, dans le chapitre III de ce travail, inversement à ce que nous avons fait dans celui-ci, nous tâcherons de montrer que les névroses que nous y décrivons seront au contraire imputables surtout à l'*irritation périphérique*, quoique les modifications du sang jouent aussi un grand rôle dans leur production. Ainsi, c'est tantôt l'une, tantôt l'autre de ces deux causes qui doit occuper le premier plan ; mais c'est toujours l'une et l'autre qu'il faut envisager si l'on veut bien saisir dans son ensemble la scène pathologique qui va se développer.

Ce serait ici le moment de passer en revue les différents troubles nerveux chloro-anémiques, et de m'appesantir un peu sur le diagnostic de chacun d'eux ; mais je ne puis que les énumérer, car les généralités qui précèdent m'ont déjà demandé beaucoup de temps et d'espace. Je regrette même de n'avoir que quelques lignes à consacrer à un des plus importants de ces troubles nerveux, *la folie des femmes enceintes*, d'autant plus que j'ai pu en observer plusieurs cas pendant mon internat à l'Asile public des aliénés de Saint-Robert, dans le service de mon bien-aimé Maître M. le Dr Louis Évrat.

Presque tous les aliénés sont anémiques : assez souvent la chloro-anémie est l'effet de l'aliénation mentale, mais plus souvent la chloro-anémie, conjointement à d'autres causes, produit l'aliénation mentale. Il n'est donc pas étonnant que la plupart des auteurs soient unanimes pour admettre que la grossesse, qui produit à peu près toujours la chloro-anémie, soit une cause de folie. Hippocrate a dit : « *Sanguis desipere facit, quum sit nimis dissolutus.* »

L'influence sympathique que l'utérus exerce sur le système nerveux, surtout pendant la gestation, ainsi que l'altération chloro-anémique, voilà donc deux causes puissantes de l'affection, auxquelles viennent s'ajouter les influences morales directes, les émotions de toute nature qui accompagnent une première grossesse. C'est en effet surtout chez les primipares que s'observe cette folie ; elles sont plus portées que les autres à s'exagérer les dangers auxquelles les exposent la parturition et ses suites ; cette préoccupation passe à l'état d'idée fixe et absorbe toutes leurs pensées. Aussi la mélancolie est-elle la forme la plus fréquente ; cependant on l'a vue passer à l'état de folie

furieuse, homicide, de folie érotique, de folie stu-
pide, etc. Du reste, il y a autant de variétés dans la
forme de cette folie puerpérale que dans son intensité, et l'hérédité, l'idiosyncrasie du sujet, ainsi que
l'état des organes qui sympathisent, jouent un grand
rôle dans cette détermination. Disons toutefois que
dans la folie puerpérale, l'incurabilité est l'exception.

Les autres troubles nerveux chloro-anémiques qui
se manifestent pendant la grossesse sont :

Du côté
de
la tête.
{
Bruits dans les oreilles.
Troubles divers des sens.
Éblouissements. Mouches volantes.
Irritabilité du caractère. Bizarreries.
Vertiges ; insomnie ; céphalalgies à siéges divers.

Du côté de la poitrine : Palpitations ; syncopes ; dyspnées.
Du côté de l'estomac : Anorexie ; dyspepsie ; gastralgie.
Du côté de la sensibilité : Troubles divers.

Il y a enfin quelques troubles nerveux dus à l'excès
des globules sanguins, c'est-à-dire à la pléthore : vertiges, bourdonnements, bluettes, bouffées de chaleur
à la tête, battements du cœur, oppression. La pléthore,
quoique excessivement rare, ne doit pas être niée.
Elle est caractérisée par une rougeur presque conti-
nuelle, non-seulement de la figure, mais aussi de l'intérieur des paupières et des gencives ; obtusion des
sens, torpeur des mouvements, somnolence sur la digestion.

C. VICIATION DU SANG PAR DES MATÉRIAUX HÉTÉROGÈNES [1].

Il y a une dizaine d'années environ qu'il nous aurait suffi ici de dire que le sang de beaucoup de femmes albuminuriques (et surtout de celles qui éprouvent certains accidents nerveux) était souvent vicié par une grande proportion d'urée. A cette époque, en effet, la théorie de l'urémie était assez généralement admise ; mais aujourd'hui les discussions qui se sont élevées à propos de l'urémie, nous font un devoir d'entrer dans quelques détails. Nous le ferons cependant le plus brièvement qu'il nous sera possible, attendu que le point de vue général auquel nous nous sommes placé tout le long de ce travail, nous interdit de trop grands développements.

Si l'on suit attentivement un certain nombre de malades affectés d'albuminuries permanentes, on remarque que, vers la fin, alors que la nutrition est de plus en plus altérée, plusieurs sont atteints de troubles

[1] Nous renvoyons, pour de plus amples détails, aux articles : *Albuminurie*, de Jaccoud et de Gübler; le premier, dans le Dict. de médec. et de chirurg. prat.; le second, dans le Dict. encycl. des sc. médical., tous les deux en voie de publication. Puis à la Thèse de conc. agrég. d'A. Fournier (de l'*Urémie*), 1863. — Voir encore la Thèse de J. Picard (Strasbourg, 1856) et l'article de Fritz (Bull. thérap., 1862), etc., etc.

nerveux, remarquables par des caractères communs
tout particuliers (céphalées, vomissements, accès convulsifs). Or, il y a longtemps que les analyses ont
montré dans le sang que l'on tirait alors de la veine,
un excès considérable d'urée (.Rostock, Christison,
1829). De là, à rattacher les accidents nerveux observés chez les albuminuriques à l'excès d'urée observé
dans le sang de ces malades, il n'y avait qu'un pas à
faire ; et ce pas fut fait par l'anglais Wilson, dans un
mémoire où cet auteur prouvait en même temps que
les lésions anatomiques trouvées en pareils cas, ou
manquaient totalement, ou étaient insuffisantes à expliquer les désordres nerveux manifestés. Il attribuait
donc ceux-ci à l'altération du sang par l'urée, à l'u-
rémie, en un mot.

La théorie se répandit, et bientôt tout le monde la
considéra comme prouvée, lorsqu'on eut démontré la
présence de l'urée dans les matières des vomissements,
dans la sérosité des hydropisies observées chez les
albuminuriques. En vain quelques dissidents s'effor-
cèrent-ils d'établir que l'urée n'était point toxique, que
l'urée pouvait être donnée à l'intérieur comme médicament (Ségalas) diurétique ; que l'urée pouvait même
être injectée en assez forte quantité dans les veines
des animaux sans produire d'accidents ; la théorie de
l'urémie, patronnée en France par M. Rayer, subsista,
tant on avait besoin d'une explication matérielle pour
expliquer les phénomènes observés.

En 1851, le professeur Frerichs (de Breslau) fit de
l'*urémie* une *ammoniémie*, c'est-à-dire qu'il s'efforça
d'établir que ce n'était pas l'urée, en tant qu'urée, qui
par sa présence dans le sang occasionnait des accidents nerveux si remarquables, mais bien l'urée en
tant que formant, une fois mélangée au sang et en
excès, *du carbonate d'ammoniaque*. Il s'appuyait sur
ce qu'alors le sang était plus alcalin qu'à l'état normal ;
qu'il exhalait une odeur ammóniacale ainsi que les
sécrétions et l'expiration ; que les expériences sur les
animaux prouvaient que l'injection de carbonate d'ammoniaque dans les veines donnait lieu à la même série
de phénomènes nerveux. Enfin, argument suprême,
l'analyse chimique trouvait de l'ammoniaque dans le
sang des albuminuriques en proie aux convulsions.

Un pareil faisceau de preuves, et bien d'autres encore
moins importantes que nous négligeons, paraissaient
irréfutables. Il n'en fut rien cependant.

M. J. Picard critiqua les analyses faites d'après les
procédés indiqués par Frerichs, et leur enleva tout
prestige, en démontrant leur peu de rigueur.

Plus tard, d'autres expérimentateurs (Richardson,
Cl. Bernard) assurèrent, nous disons presque prouvè-
rent, l'existence de l'ammoniaque dans le sang normal.

Voilà donc les expériences de Frerichs discutées
et critiquées : 1° dans leur mode d'exécution, 2° dans
leurs résultats, et cela par des savants de premier

ordre, par Cl. Bernard pour n'en citer qu'un seul'!

Ajoutons à cela que le professeur allemand est obligé de recourir à une hypothèse pour établir la transformation de l'urée en carbonate d'ammoniaque, au sein de la masse sanguine; il est obligé, en effet, d'admettre *sans démonstration préalable* l'existence d'un ferment dans le sang capable de transformer l'urée en sel ammoniacal....; mais ce ferment, qui l'a isolé? n'est-il pas encore à trouver? Il est vrai qu'à supposer que toutes les difficultés fussent levées par l'énoncé d'un mécanisme moins hypothétique de la transformation de l'urée en carbonate d'ammoniaque, il n'y aurait qu'à admettre la théorie du professeur Treitz pour résoudre la question. Voici en deux mots les assises de cette théorie [2]:

1° Quand la fonction excrémentitielle du rein est entravée, il y a accumulation d'urée dans le sang, et cette urée, qui ne peut s'éliminer par le rein, s'élimine alors par le tube digestif.

2° Aussitôt arrivée dans le tube digestif, l'urée s'y transforme en carbonate d'ammoniaque, lequel, par résorption, passe en partie de l'intestin dans le sang, d'où l'*ammoniémie*.

Des expériences très-concluantes prouvent ces deux assertions.

[1] Leçons sur les liquides de l'organisme, 1859.
[2] Voir Arch. gén. de médec., 1860, tom. I.

Il y a donc, dans la théorie de Treitz, une partie de la vérité ; mais la vérité s'y trouve-t-elle tout entière ? C'est ce que nient bien des auteurs recommandables, à l'avis desquels nous nous rangeons.

Ainsi, le seul fait bien prouvé jusqu'ici est celui-ci : il y a un *excès d'urée* dans le sang, à la dernière période de l'albuminurie et de bien d'autres lésions rénales ou intéressant la fonction uro-poïétique. Mais dans ces derniers temps on a démontré qu'en l'absence d'un fonctionnement complet du rein, il n'y avait pas seulement excès d'urée, qu'il y avait encore accumulation au sein du liquide nourricier de tous les autres principes constituant l'urine : eau (d'où la pléthore aqueuse) du Dr Cahours[1] ; principes extractifs (Schottin), etc.

De telle sorte qu'en définitive, on devrait, ainsi que le veut M. Gübler, remplacer le mot *urémie* par celui d'*urinémie*, puisque les recherches les plus complètes prouvent que *dans ces cas le sang n'est pas simplement vicié par un excès d'urée, mais bien par tous les principes excrémentitiels qui, d'habitude, sont éliminés par les reins.*

Ce sera là notre conclusion. Un raisonnement exact devait du reste y aboutir. N'est-il pas, en effet, évident que plus la fonction uro-poïétique sera annihilée, moins aussi le sang sera débarrassé de certains principes

---

[1] Thèse de Strasbourg, 1860 : Sur l'anurie.

excrémentitiels qui trouvent dans le rein une voie d'élimination, et plus, par conséquent, l'expression d'urinémie sera justifiée? Mais on comprend qu'il peut y avoir beaucoup de degrés dans l'*urinémie*, en rapport constant avec les degrés de désorganisation du rein ou des organes accessoires de la fonction uro-poïétique. Étant une fois établies les altérations du sang dans le syndrôme décrit ordinairement sous le nom d'*urémie*, il s'agit de voir quel rôle peuvent jouer ces altérations hématiques dans la pathogénie de certains troubles nerveux observés chez les femmes enceintes.

Tout d'abord n'oublions point que l'albumine est assez fréquente chez les femmes grosses. Ainsi M. Blot, examinant l'urine de 205 femmes gravides, n'en *trouve pas moins de 41 atteintes d'albuminurie*, et sur ces 41 femmes albuminuriques on comptait 30 primipares, quoique les primipares fussent proportionnellement moins nombreuses que les multipares dans le chiffre de 205 [1].

En second lieu, rappelons-nous que, des symptômes dits urémiques, si l'on en excepte ceux qui se manifestent du côté du tube digestif, *la plupart sont des accidents nerveux* dont les liaisons anatomiques ne rendent pas toujours suffisamment compte.

De ces deux conditions, il résulte que les altérations du sang passées en revue plus haut peuvent

[1] Thèses de Paris, 1849.

nous donner la clef d'un certain nombre de troubles nerveux qui se développent conjointement ou consécutivement à ces altérations.

L'un des premiers troubles nerveux auxquels donne naissance l'urémie, est la *céphalalgie*. Elle est tantôt générale, tantôt localisée en une partie de la tête, tantôt aiguë, tantôt sourde, mais toujours persistante. Voici ce qu'en dit d'une manière générale M. A. Fournier : « C'est un phénomène important de l'urémie, d'autant que souvent c'est le seul symptôme qu'accuse le malade. Aussi faut-il toujours se tenir en garde, chez les albuminuriques, devant une céphalalgie rebelle que rien n'explique. Cette migraine est souvent l'annonce de l'explosion prochaine d'accidents plus graves [1].»

Les autres phénomènes nerveux subséquents dans l'urémie sont des troubles des sens, dont il faut aller chercher l'origine, non point dans les organes des sens eux-mêmes, mais dans le cerveau.

Ces troubles des sens peuvent porter sur la vue (mouches volantes, amblyopie et toutes ses variétés, passagère ou persistante) ou sur l'ouïe (bourdonnements d'oreilles, etc., etc.

D'autres fois des crampes douloureuses se produisent dans les muscles, ainsi que des contractures spasmodiques erratiques. Des vomissements plus ou moins tenaces et fréquents manquent rarement dans

---

[1] *Loc. cit.*, pag. 43, et thèse de Piberet ; Paris, 1855.

l'urémie. Enfin, un état général de langueur et même de stupeur, et puis des convulsions générales, terminent ordinairement la scène.

Il nous est impossible de décrire plus longuement ces divers troubles nerveux. Mais, de l'étude qui précède, il ressort clairement que l'œil du praticien doit toujours être ouvert quand il se trouve en face d'une femme enceinte albuminurique et atteinte d'une façon plus ou moins persistante de l'un quelconque des troubles nerveux ci-dessus énumérés; car, on le comprend, rien n'est plus légitime que d'attribuer alors les *troubles nerveux à l'urémie* compliquant l'albuminurie.

Il ne nous reste qu'à dire deux mots sur le mécanisme d'après lequel les altérations du sang qui constituent l'*urinémie*, produisent les troubles nerveux que nous avons mentionnés. Traube en Allemagne et M. le professeur Sée en France, pensent que dans ces cas le sang altéré agit directement sur les vaso-moteurs du cerveau ou du bulbe, et en modifiant la contractilité des capillaires des centres nerveux, produit une oligémie ou une polyémie dont les conséquences sont des troubles nerveux divers.

Assurément, ces explications n'ont pas encore toute la précision désirable; tout ce que l'on peut dire de plus certain, ou de moins hypothétique, c'est que les troubles nerveux qui se manifestent alors ont plus *spécialement une origine centrique;* ce sont des troubles nerveux *directs*, c'est-à-dire dus à une action immédiate du sang sur les vaso-moteurs. Nous avons, du reste, à diverses reprises déjà, insisté sur la nature de ces troubles nerveux, sur le rôle que jouaient dans leur pathogénie, et les altérations du sang, et les excitations parties de la périphérie.

L'une ou l'autre de ces deux dernières causes morbides peut dans certains cas jouer le principal rôle. La perspicacité du praticien consistera à distinguer dans chaque cas particulier l'importance relative de l'une et de l'autre.

CHAPITRE III

Des troubles nerveux réflexes de la grossesse.

———

> « Une altération de l'utérus, insignifiante
> en apparence, se fait ressentir par un reten-
> tissement local ou général hors de toute
> proportion avec elle-même. »
>
> (Courty; *Traité des maladies de*
> *l'utérus*, pag. 83.)

Dans le mécanisme biologique, tout est si bien pon-
déré, tous les ressorts sont si intimement unis et reliés
solidairement les uns aux autres, toutes les parties
concourent si bien au même but, qu'il est impossible
de trouver un organe susceptible de souffrir isolé-
ment.

« *Consensus unus, conspiratio una, consentientia
omnia* », a dit Hippocrate.

Vraie d'une façon générale, cette proposition est
surtout vraie pour les organes qui jouent un rôle important dans le fonctionnement de l'organisme. Il est
évident, en effet, qu'il y aurait quelque restriction à
faire s'il s'agissait d'un organe à vitalité chétive, et

pour ainsi dire indépendant au sein de l'organisme,
par suite du petit nombre de ses connexions nerveuses.

Même observation relativement aux modifications
qui, dans l'âge sénile, surviennent dans les organes ; car
alors, même quand le rouage lésé est d'une grande
importance, il peut ne pas y avoir de réaction générale ; ou, s'il se manifeste un retentissement sur l'ensemble de l'organisme, ce retentissement, en comparaison de ce qui s'observe chez l'adulte, est si faible
qu'il semble tronqué, incomplet, et n'apparaît que
pour les yeux exercés.

Mais, encore une fois, s'il faut restreindre la proposition relativement aux organes d'un ordre secondaire
et relativement aux organes en général, lorsqu'ils
appartiennent à un organisme usé et frappé d'insénes-
cence, il faut au contraire l'accepter dans toute sa
rigueur, lorsqu'il s'agit d'un organe important, faisant
partie d'un organisme jeune et plein de sève.

Les modifications dans la manière d'être générale,
imprimées sympathiquement par un organe lésé ou
modifié dans sa structure ou ses fonctions, sont bien
loin d'être toujours identiques chez divers individus
pour un même organe. Rien, en effet, n'est plus variable suivant les idiosyncrasies et les susceptibilités organiques individuelles, que ces troubles sympathiques
suscités au loin par une impression locale. Et c'est
précisément dans la contingence de ces réactions sym-

pathiques chez les divers individus, que l'on trouve une explication à cette grande vérité clinique que l'on ne saurait trop répéter, à savoir : que dans la pratique il n'y a pas de *maladies* mais des *malades*. Soit, par exemple, deux pneumonies de même nature chez deux sujets différents : dans les deux cas, c'est bien le même organe qui est impressionné, influencé ; dans les deux cas, *cet organe* est, de plus, impressionné de la même manière, et cependant il est certain que les *deux sujets*, eux, ne seront point du tout *réactionnellement* influencés de la même façon : l'un aura plus ou moins la fièvre que l'autre, l'un pourra délirer, l'autre point. Nous aurions pu prendre un exemple parmi les variétés des maladies mentales, et le fait n'en serait pas moins évident : la manie de monsieur un tel ne ressemble jamais à la manie de monsieur un tel, et pourtant ce sont deux manies. Pour revenir à la grossesse, Delamotte a dit : « Rien n'est plus différent que la grossesse d'une femme par rapport à celle d'un autre ». En effet, tandis que certaines femmes ne se portent bien que pendant leur grossesse, il en est d'autres pour qui chaque grossesse est une véritable *maladie de neuf mois*, commençant *avec la conception* et *finissant à la parturition*.

Au nombre des maladies qui atteignent les femmes grosses, il faut compter un grand nombre de troubles dans le fonctionnement du système nerveux.

Nous avons déjà passé en revue la série de ces

troubles nerveux que nous avons appelés mécaniques ;
mais nous avons déjà dit que cette série était de beaucoup la moins importante.

Les troubles nerveux au contraire qui, chez la femme
grosse, prennent naissance par *sympathie* de l'état de
l'utérus, forment une classe nombreuse, dont nous
allons, dans le présent chapitre, passer chaque variété
en revue.

Le mot *sympathie* n'est pas nouveau, il exprime
un fait parfaitement constaté depuis longtemps. Hippocrate, Galien, leur successeurs, n'ignoraient pas le
rapport sympathique qui existe entre les organes.
Haller, Bichat, Barthez, ne les ignoraient pas non
plus; mais ce dont ils ne se rendaient pas bien compte,
c'est du mécanisme par lequel ce fait se réalisait.
Pour Bordeu, c'était le tissu cellulaire qui était l'agent
de transmission; pour Willis, c'était le système nerveux.
Mais tout cela n'était que théorie, puisque l'observation
démontre que certains organes pouvus de filets nerveux
émanant d'un même tronc, ne sympathisent que très-
médiocrement ou pas du tout; tandis qu'on voit au contraire certains autres organes, éloignés les uns des
autres, sans connexions apparentes et non pourvus des
mêmes filets nerveux, avoir entre eux des sympathies,
soit sous le rapport de leur activité physiologique, soit
sous le rapport des troubles pathologiques.

La physiologie expérimentale moderne, en étudiant
le pouvoir excito-moteur de la moelle et des ganglions,

a pu rendre compte de ces phénomènes et en dévoiler le mystère. Elle a désigné sous le nom *d'action réflexe* le mécanisme par lequel se manifestent entre organes les *sympathies* des anciens, ce mécanisme s'exerçant en dehors de toute intervention apparente de la volonté et de la conscience.

Voyons donc comment l'utérus gravide peut être le point de départ d'actions réflexes variées, et pour cela rappelons-nous brièvement quelques notions d'anatomie et de physiologie touchant notre sujet.

L'utérus possède des artères, des veines, des lymphatiques et des nerfs. Ses artères, les utéro-ovariennes et les utérines, sont flexueuses et décrivent des spirales aussi bien alors que la matrice est à l'état de vacuité que pendant la grossesse; leur volume seul change.

Les veines sont considérables et nombreuses pendant la grossesse; pendant les derniers mois; elles augmentent encore de volume et prennent alors le nom de sinus utérins. Quant aux lymphatiques, ils se rendent aux ganglions pelviens latéraux et aux ganglions lombaires; ils augmentent de volume et deviennent très-apparents pendant la grossesse.

Les nerfs sont en petit nombre dans l'utérus. Quelques auteurs les ont niés dans le col, mais M. Boulard en a montré l'existence. D'après Kölliker [1], les nerfs

[1] Notes sur la traduction de Churchill, par Wieland et Dubrisay.

de l'utérus augmentent de volume pendant la grossesse, par suite de l'épaississement du névrilème, de
l'élargissement et de l'élongation des tubes nerveux
existants ; Kölliker croit en même temps à la multi-
plication des extrémités terminales des nerfs nécessaires
pour que ceux-ci puissent se distribuer sur une plus large
surface et suffire à l'activité fonctionnelle de l'utérus
pendant et après l'accouchement. Ces nerfs viennent
du plexus utéro-ovarien qui accompagne l'artère de
même nom. Le plexus hypogastrique en fournit aussi
un grand nombte qui se portent sur les côtés du col
de l'utérus ; ce plexus est fourni en très-grande partie
par les nerfs émanés du grand sympathique et en très-
faible partie par des nerfs médullaires émanés des nerfs
sacrés.

Si maintenant, avec un réseau nerveux si peu développé relativement à bien d'autres organes, on se
demande comment l'utérus est apte à réveiller si facilement les sympathies des autres organes, et cela,
pour ainsi dire, au moindre prétexte, nous remarque-
rons qu'il n'est pas besoin de *connexions directes* entre
deux organes, comme on le croyait autrefois, pour que
ces deux organes soient en relations sympathiques
même très-intimes. Les centres nerveux établissent
les seules connexions nécessaires aux manifestations
sympathiques entre les organes. Ainsi, pour donner
un exemple : il n'y a pas, comme les anciens le pré-
sumaient, de nerfs qui aillent directement des ma-

melles à l'utérus, ou réciproquement ; mais des centres nerveux intra ou extra-rachidiens[1] partent des nerfs qui vont d'une part à l'utérus et d'autre part aux mamelles, et ce sont les centres nerveux d'où émanent ces nerfs qui établissent les seules relations qui existent entre ces deux organes.

De même entre l'estomac et l'utérus. Là encore, les opinions des anciens sont entachées d'erreur, lorsqu'elles veulent expliquer les sympathies de ces deux organes ; là encore, la physiologie moderne apporte ses réformes salutaires : ce n'est pas par l'intermédiaire du nerf intercostal ou d'un rameau de la huitième paire des nerfs du cerveau que ces deux organes si importants sont en relations sympathiques, mais bien par les centres nerveux seuls.

Du reste, si autrefois on avait le droit de s'étonner que l'utérus, si peu surchargé de nerfs comparativement avec d'autres organes, doués cependant d'une bien moins grande irritabilité, pût néanmoins mettre en jeu la majeure partie des organes, comme cela s'observe tous les jours ; à notre époque, les recherches physiologiques nous ont familiarisés avec cette idée. « Chaque partie pourvue de nerfs centripètes[2] peut devenir un

[1] Les centres nerveux extra-rachidiens sont les ganglions du grand sympathique, lequel, en définitive, n'est qu'une émanation de la moelle.

[2] Les nerfs centripètes sont les nerfs sensitifs de la vie animale ou de la vie de relation.

point de départ d'où l'impression s'irradie par la chaîne des centres nerveux dans les parties les plus diverses et les plus éloignées, et s'y manifester par les réactions les plus variées. Si limité, si insensible en apparence que soit le point d'où part l'impression, des organes, des appareils, des systèmes entiers peuvent réagir et répondre, par leurs phénomènes d'activité propre, à l'impression locale. »

Ces lignes, tirées des leçons du professeur Rouget, auraient été appliquées à l'utérus, qu'à notre avis elles ne pourraient pas avoir plus d'à-propos. Nous l'avons déjà vu, quel organe est plus insensible, dans l'acception vulgaire du mot ; et cependant quel organe (grâce aux nombreuses actions réflexes que la moindre irritation de l'utérus engendre à tout instant) occupe un rang plus élevé dans l'organisme féminin !

« *Propter uterum solum mulier id est quod est* », dit un aphorisme ancien ; et quoique cet aphorisme contienne à la rigueur un peu d'exagération, les modernes l'ont accepté comme vrai.

« Il n'y a pas de vérité plus acceptée en médecine, dit Denman, que l'influence exercée sur toute l'économie par l'excessive irritabilité de l'utérus [1].

Churchill, dans son introduction, insiste encore à ce propos : il est impossible de trop insister sur l'influence que les maladies de la matrice ou des ovaires

---

[1] Denman, *in* Churchill, *loc. cit.*, pag. 10.

exercent sur la santé générale. En fait, on peut dire que, chez les femmes, le système utérin, pendant sa période d'activité, est le véritable centre de la vie.

C'est qu'en effet, pour qu'une action réflexe puisse se produire, il suffit, comme le dit M. le professeur Rouget, d'une chaîne nerveuse, dont le premier anneau est un nerf de sensibilité aboutissant à un centre d'où part un nerf moteur, dernier anneau de la chaîne réflexe.

Voici maintenant quelles sont les variations que peut subir dans sa composition cette chaîne réflexe :

1° Le nerf de sensibilité[1] peut appartenir à la vie organique ou à la vie animale ;

2° Le centre nerveux[2] peut être, ou un ganglion du grand sympathique, ou la moelle qui, d'après les dernières recherches microscopiques, n'est en définitive qu'une série de ganglions superposés et soudés les uns aux autres, de façon à former un cordon continu ;

3° Le nerf moteur[3] peut partir de la moelle ou d'un ganglion du grand sympathique.

En appliquant ces notions au sujet qui nous occupe, on voit que les troubles nerveux suscités par un état particulier normal ou anormal de l'utérus, se réduisent

[1] Celui qui transmet l'irritation.

[2] Ou l'anneau de la chaîne réflexe qui transforme, suivant M. Rouget, la sensation en mouvement.

[3] Celui qui transmet à la périphérie la sensation transformée par le centre nerveux en mouvement.

à des actions réflexes dont le point de départ est une irritation quelconque, morbide ou physiologique, transmise par les nerfs sensitifs de la vie organique[1] jusqu'à la moelle, ou jusqu'à des ganglions du grand sympathique qui transforment cette irritation en mouvements, lesquels se réfléchissent par l'intermédiaire des nerfs moteurs de la vie organique ou de la vie animale, sur les différents organes voisins ou éloignés de la sphère utérine.

Ainsi, il y a deux centres où les incitations parties de l'utérus peuvent se transformer en mouvements; ces deux centres sont la moelle ou les ganglions du grand sympathique.

Est-il nécessaire qu'une irritation, pour être le point de départ d'actions réflexes, soit intense, prolongée, énergique? Point du tout. Quelques ascarides dans le tube digestif d'un enfant peuvent amener des démangeaisons dans le nez, une dilatation de la pupille, des convulsions, voire même des accidents épileptiformes. Quelques granulations sur le col de l'utérus d'une femme, d'ailleurs bien portante, peuvent de même engendrer des troubles nerveux très-variés, se rapprochant ou s'éloignant plus ou moins de l'hystérie. La moindre excitation dans l'appareil génital de la femme donne lieu à des courants réflexes parfois très-éloi-

---

[1] Presque tous les nerfs utérins viennent du plexus hypogastrique.

gnés. Ainsi, pour citer un exemple, n'est-il pas avéré aujourd'hui, depuis la thèse de M. Rouget, que c'est l'accroissement de volume et la distension de la vésicule de Graaf, si petite cependant, qui sont le point de départ de la série d'actions réflexes qui constituent les phénomènes menstruels? À l'état normal, il est vrai, ces phénomènes restent cantonnés dans la sphère utéro-ovarienne, et s'exercent principalement sur le système musculaire de l'ovaire, de la trompe et de l'utérus ; mais aussi ne voit-on pas tous les jours, sous l'influence d'un peu d'anémie par exemple, ces phénomènes réflexes s'étendre au loin et donner lieu à toute la série interminable des accidents dysménorrhéiques?

Après l'imprégnation de l'ovule par le sperme, le développement de cet ovule donne également lieu à des phénomènes d'irritation réflexe qui, dans l'état normal, doivent se cantonner, se confiner dans la sphère utérine, c'est-à-dire sur l'utérus, son contenu et ses dépendances ; mais qui, dans certains cas, s'étendent au loin, vont impressionner des organes très-éloignés, et donnent lieu à la série des troubles nerveux qu'on observe pendant la gestation.

De part et d'autre, comme on le voit, s'il y a des différences, il y a également de nombreux points de contact à établir.

Or, je le demande, quand on voit tant de femmes, même en bonne santé, présenter chaque mois (sous

l'influence seule du développement de la vésicule ovarienne et des modifications imprimées à l'utérus par
ce développement) un cortége symptomatique aussi
varié et aussi imposant que celui observé tous les
jours par tous les médecins, doit-on s'étonner de rencontrer des femmes qui présentent (sous l'influence
du développement du fœtus et des modifications bien
autrement importantes imprimées à l'utérus par ce
développement) un cortége symptomatique plus complet et aussi plus inquiétant? Faut-il même s'étonner
qu'il y ait si peu de grossesses que l'on puisse rigou-
reusement qualifier de normales? « Il y en a si peu
(écrit Dugès, de Montpellier, dans l'article *Grossesse*,
du *Dictionnaire* en 15 vol.), que l'on pourrait même
dire qu'il n'existe pas de grossesse sans incommodités
quelconques. »

Le Dr John Burns va plus loin, et considère certains
troubles sympathiques de la grossesse comme normaux
et nécessaires. Il faut les pallier, dit-il, mais non les
détruire.

Ici se présente une question: les modifications que
la grossesse inflige à l'utérus agissent-elles d'une façon
toute particulière et toute spéciale pour amener au sein
de l'organisme des irritations réflexes? Évidemment
non. Les irritations réflexes sont dans ce cas beaucoup plus fréquentes et plus complexes, parce que les
modifications utérines sont elles-mêmes beaucoup plus
complexes et plus profondes; mais il est impossible

de ne point comparer les souffrances accusées par certaines femmes atteintes de rétentions menstruelles, tumeurs utérines diverses, polypes, etc., avec les malaises, les indispositions et les troubles nerveux qu'amène la présence du fœtus au sein de l'utérus.

Qu'on me passe l'expression, le fœtus n'est, en définitive, qu'une sorte de *tumeur utérine physiologique* ; il n'y a donc rien d'étonnant à ce que certaines tumeurs utérines pathologiques déterminent dans l'organisme les mêmes troubles nerveux que la grossesse. C'est ce qu'il serait facile de prouver, s'il ne sortait point de mon cadre de citer un grand nombre d'observations venant à l'appui de ce que j'avance. Disons cependant que dans les polypes utérins, le vomissement est un symptôme constant. Et nous ne serions pas éloigné de croire que les vomissements incoërcibles des hystériques, décrits par M. Briquet, ne sont dus qu'à quelque lésion utérine ou ovarienne.

Nous venons de voir quelles étaient les conditions anatomiques nécessaires à la production des troubles réflexes, et que l'utérus, quoique peu innervé, remplissait parfaitement ces conditions. Nous venons de voir de plus que l'impression, non perçue ou perçue, qui met en jeu le pouvoir réflexe de la moelle ou des ganglions pouvait, quoique peu énergique, donner lieu à des troubles réflexes très-intenses. Mais encore faut-il une impression, une excitation locale, une irritation, pour mettre en jeu le pouvoir excito-moteur des corpuscules nerveux. Voyons donc quelles peuvent être, dans un utérus gravide, les sources d'excitations, d'irritations capables d'être le point de départ de divers troubles réflexes, puis nous verrons en quoi consistent ces troubles réflexes :

A. 1° L'utérus, comme l'estomac, comme tous les viscères creux et vides à l'état de repos, se fluxionne, se congestionne aussitôt qu'il est rempli. Au premier abord, peut-être ne conçoit-on pas bien que la congestion d'un organe puisse être le point de départ d'actions réflexes se manifestant sur d'autres organes; cependant n'observe-t on pas très-souvent des convulsions chez les enfants atteints de pneumonie, et n'est-ce pas dans la première période de l'affection, c'est-à-dire dans la période de *congestion*, que ces convulsions ont lieu?

D'autre part, il ne faut pas croire que le point de départ des actions réflexes soit toujours une *lésion*, une *maladie d'organe ;* une *altération fonctionnelle* suffit à elle seule pour engendrer des troubles réflexes. L'hystérie ne nous en offre-t-elle pas un exemple ? là, « le plus souvent c'est un état d'excitation, une irritation nerveuse ou vasculaire de quelque point des organes génitaux, qui, chez les femmes maigres, impressionnables, portant déjà en elles la prédisposition ou même l'affection hystérique, détermine le développement de la maladie. Le coït, le mariage, suffisent parfois à éveiller dans l'utérus cette excitation qui fait éclater l'hystérie[1]. » Et l'estomac, n'est-il pas dans le même cas? Rempli après le repas, il devient pour ainsi dire un centre d'attraction pour le sang; il est le siége d'un mouvement fluxionnaire qu'il faut savoir respecter. De même que si l'on prend un bain de pied chaud intempestif, si on se livre à un travail intellectuel forcé, en congestionnant le cerveau on détourne la congestion stomacale, il y a vomissement; de même pendant la grossesse, si l'on détourne la congestion utérine, si on la trouble même, il y a avortement. Dans ce cas, avortement et vomissement par rapport à l'utérus et l'estomac, n'ont-ils pas la plus grande analogie ?

Donc, dans la grossesse, le mouvement nutritif général est complètement modifié par suite des rapports incessants que nécessitent les développements corrélatifs de l'utérus et du fœtus. De là, certaines constitutions qui s'accoutument difficilement à cette nouvelle manière d'être, et de là une source de troubles nombreux pour ces organisations délicates.

2° Le développement normal de l'utérus envisagé en lui-même est une source toute mécanique d'irritation. Inutile d'insister davantage sur ce fait. Mais le développement énorme de l'utérus n'est pas seulement en lui-même une cause d'irritations réflexes. En effet, en agissant mécaniquement sur les organes abdo-

---

[1] Courty, *loc. cit.*, pag. 91.

minaux, ces organes, plus ou moins gênés dans l'exercice de leurs fonctions, deviennent eux-mêmes des
points de départ d'irritations réflexes.

Deux ou trois exemples serviront d'explication à
ce fait, non signalé dans les auteurs. Ainsi, dans ses
Leçons de clinique, M. Trousseau a décrit un *vertigo a
stomacho læso* qui se rencontre assez fréquemment dans
la pratique, pour peu qu'on y veuille regarder de près.
Le vertige tient à un état de l'estomac qui fonctionne
mal, et persiste tant que la digestion s'exécute mal.
Dans la grossesse, on m'accordera aisément que, comprimé par l'utérus gravide, l'estomac puisse arriver à
un état de gêne tel qu'il devienne lui-même le point
de départ d'actions réflexes, et réagisse sur le cerveau.
De là, des vertiges plus ou moins tenaces et qui pour
se manifester ont passé par deux étapes : 1re étape,
action de l'utérus sur l'estomac ; 2e étape, action de
l'estomac sur le cerveau.

En terminant l'article auquel nous faisions allusion
plus haut, M. Trousseau ne paraît pas éloigné d'admettre
un vertige rénal, un vertige intestinal, etc., analogues
au vertige stomacal, qu'il décrit d'après les anciens.

Dans son *Traité sur les maladies des reins*, M. Rayer
a insisté sur les vomissements qui accompagnent les
maladies rénales et les divers troubles qui surviennent
dans ces organes. Or, qui ne sait que l'utérus gravide,
ou, pour être moins explicite, la grossesse, influe puis-

samment sur le fonctionnement des reins? Est-il besoin de mentionner l'albuminurie des femmes grosses?

Lors donc que des vomissements viendront entraver la grossesse, ces vomissements pourront être rattachés à une action directe de l'utérus sur l'estomac, ou encore à une *action de l'utérus sur les reins, et par suite des reins sur l'estomac*.

Tout le monde sait également combien les vomissements sont fréquents dans les maladies du foie. Or, dans plusieurs autopsies à la suite de vomissements incoërcibles, Chomel, Vigla, etc., ont trouvé le foie hypertrophié, congestionné. Mentionnons encore une autre cause d'irritation pouvant donner lieu à des troubles réflexes, cause d'irritation à laquelle Désormeaux attribuait les vomissements incoërcibles de la grossesse; je veux parler de la *difficulté de distension de l'utérus*, ou, si l'on aime mieux, l'*ampliation difficile de l'utérus* à la suite du développement de l'œuf.

Moreau a signalé également l'enclavement de l'utérus dans la ceinture osseuse du bassin, comme cause de vomissements incoërcibles.

3º Enfin, pendant la grossesse, l'utérus est sujet à diverses lésions. La grossesse change la structure de l'organe, elle augmente la capacité de son système vasculaire, et par là le rend apte à une foule de maladies. Faisons cependant une restriction : c'est que cette aptitude ne trouvera d'aliment que lorsqu'il existera

une affection générale dont les phénomènes manifes-
tateurs viendront se localiser sur l'utérus.

On a vu, en effet, des femmes ayant eu dix, douze
ou quinze grossesses, sans qu'elles aient eu à souffrir
d'aucune maladie de l'utérus ou de ses annexes, tandis
que chez d'autres une seule grossesse était la cause
occasionnelle des plus grands désordres.

Les granulations utérines sont aussi très-fréquem-
ment déterminées par l'état de grossesse; l'hypertrophie
permanente de l'organe est très-favorable à leur production.

Les ulcérations du col sont produites et entretenues
par la grossesse. M. le professeur Courty ne croit pas
que la grossesse en soit la cause unique; il pense
qu'une affection générale quelconque remplit le rôle
de cause prédisposante, et que c'est alors que la grossesse, congestionnant le col et le reste de l'organe, le
ramollit, y modifie le mouvement nutritif et détermine
l'ulcération.

Toutes ces lésions peuvent avoir une influence sur
le système nerveux de la femme enceinte. Si MM. Hu-
guier, Gosselin, Costilhes, Cazeaux, etc., en procla-
ment l'innocuité, M. le professeur Richer pense qu'elles
peuvent être cause d'avortement; et un savant gynéco-
logiste anglais, élève de l'École de Paris, J.-H. Bennett,
n'a pas craint d'assurer que les troubles nerveux qui
affectent les femmes grosses sont plutôt dus aux ulcérations du col qu'au développement si considérable

de l'utérus. C'est, dit-il, *la clef de voûte* des vomissements rebelles, des grossesses laborieuses, etc.

4° Enfin l'utérus, par suite de son développement,
n'agit pas seul comme point de départ d'actions réflexes;
son contenu ou le fœtus lui même agit, par ses mouvements, de la même façon et dans le même sens.

N'a-t-on pas vu des femmes tomber en syncope
à chaque mouvement un peu brusque du fœtus? N'a-
t-on pas vu des hydrorrhées produire des contractions
prématurées ? l'hydramnios amener la suffocation ?
l'inflammation des membranes provoquer des vomissements ?

En résumé, dans un utérus gravide, deux espèces
d'irritations réflexes, l'une toute *mécanique* et *passive* :
développement de l'utérus, mouvements du fœtus, refou-
lement des organes voisins; l'autre *vitale* et *active* :
molimen congestif, mouvement fluxionnaire par suite
de la déviation dans la nutrition occasionnée par la
présence du fœtus au sein de la cavité utérine.

Quelle est celle de ces deux causes qui doit occuper
le premier plan?

Naturellement on penche pour l'action mécanique ;
cependant certains faits tendent au contraire à la faire
rejeter au second plan. Ainsi, il existe dans la science
certaines observations où des troubles nerveux manifes-
tement liés à l'état de gestation ont disparu subitement
aussitôt après la mort du fœtus dans le sein maternel,
quoique celui-ci y séjourne encore pendant quelques

jours. Des exemples de ce genre ont surtout été observés à propos des vomissements incoërcibles de la grossesse. D'après M. Joulin, tous les troubles sympathiques cessent aussitôt après la mort du fœtus, un seul excepté, c'est l'éclampsie[1].

B. Examinons maintenant en quoi consistent les troubles réflexes occasionnés par les causes d'irritation que nous venons de passer rapidement en revue.

Peu importe que l'irritation reçue par les nerfs utérins soit portée à la moelle ou à un ganglion du grand sympathique; car si l'on mettait en doute, il y a quelque temps, le pouvoir excito-moteur ou réflexe des ganglions, depuis les expériences de Claude Bernard sur le ganglion sous-maxillaire, aujourd'hui cela n'est plus posible. Cependant il est probable que la moelle est le centre de réflexion de la plupart des troubles nerveux qui nous occupent ici.

Mentionnons d'abord, et cela à titre de remarque générale, cette loi énoncée pour la première fois par M. Rouget (Leçons orales, 1862):

«Les incitations fortes amènent généralement des phénomènes réflexes à courte distance, c'est-à-dire se passant entre des nerfs à origines rapprochées, et les incitations faibles au contraire s'accompagnent plus volontiers de phénomènes réflexes à longue distance.»

[1] Joulin; Traité d'accouchements, 1866, pag. 753.

Nous aurons souvent recours à cette loi dans les pages qui vont suivre.

Les incitations parties de la sphère utérine, chez la femme grosse, peuvent se transformer en mouvements réflexes, soit dans les muscles de la vie de relation, soit dans les muscles de la vie organique.

Ces mouvements, involontaires et désordonnés dans les deux systèmes musculaires, étaient désignés autrefois sous le nom général de *convulsions*. Ainsi certains gynécologistes décrivent les vomissements opiniâtres des femmes grosses parmi les convulsions de la grossesse, qu'ils divisaient alors en convulsions partielles et convulsions générales.

Aujourd'hui on désigne plus volontiers sous le nom de *convulsions* les seules contractions involontaires et désordonnées du système musculaire de la vie de relation, et sous le nom de *spasmes* celles du système musculaire de la vie organique.

Mais hâtons-nous de faire remarquer qu'une semblable distinction est purement conventionnelle, et que, par exemple, dans le cas choisi à dessein plus haut, c'est-à-dire le cas de vomissement, il est bien difficile de décider si l'on a affaire à un spasme ou à une convulsion, puisque les deux systèmes musculaires (muscles abdominaux et muscles de l'estomac) combinent leurs efforts pour réaliser l'acte du vomissement. Néanmoins, cette observation faite, nous maintiendrons cette division, et passerons successivement en revue, en adoptant à cet égard les opinions les plus généralement admises, et les convulsions, et les spasmes de la grossesse.

1º Convulsions.

Sous la dénomination de convulsions des femmes grosses, on a confondu et décrit des états morbides bien différents.

D'autres auteurs ont groupé les mêmes états morbides sous la dénomination d'*éclampsie* (εκλαμπειν, faire irruption), et par conséquent ont fait la même confusion.

En synthétisant ce qui a été écrit à ce sujet par les auteurs les plus recommandables, nous allons tâcher de faire pénétrer l'analyse dans ce chaos. Tout d'abord insistons sur ce point que les convulsions observées pendant la grossesse ne forment point un tout homogène, une *entité morbide* méritant un nom particulier. Aussi avons-nous rejeté l'expression d'*éclampsie*, et avons-nous conservé celle de *convulsion* comme étant plus vague et plus générale, nous réservant de spécifier la nature de la convulsion à l'aide d'une épithète appropriée (convulsions hystériques, épileptiques, etc.).

En second lieu, il est important de reconnaître qu'*aucune des espèces de convulsions* observées pendant la grossesse n'est *spéciale, particulière, exclusive à la gestation*. Que celle-ci imprime un cachet tout sin-

gulier à ces convulsions, on le comprend aisément ;
comment pourrait-il en être autrement ? mais ce qu'il
ne faut pas perdre de vue, nous le répétons, c'est que
toutes les convulsions observées pendant la grossesse
peuvent également se rencontrer en dehors de la gros-
sesse ; les unes chez les épileptiques, les autres chez
les hystériques, d'autres enfin chez les albuminuriques, etc. On comprend dès-lors combien on s'abuse
lorsqu'on veut faire des convulsions des femmes grosses
une *entité* pathologique sous le nom d'éclampsie. Une
pareille manière d'envisager la question ne peut aboutir
qu'à la confusion, sous prétexte de généralisation, et de
là également bien des discussions stériles dont l'objet
porte plus positivement sur des mots que sur des faits.
Ainsi, pour ne citer qu'un seul exemple, nous nous
demandons si, relativement aux rapports qui existent
d'une part entre la maladie de Bright et d'autre part
avec les convulsions puerpérales, ces discussions ne
tomberaient point d'elles-mêmes, du moment qu'on
aurait établi dans le langage médical usuel, ou *dans*
les mots, les distinctions qui réellement existent *dans*
les faits,

Churchill, dans sa classification des convulsions de
la grossesse, a mis beaucoup d'ordre ; cependant cette
classification laisse encore à désirer. Ainsi, sous la
rubrique *convulsions épileptiques*, il range les convulsions puerpérales ordinaires et les convulsions vérita-
blement épileptiques qui, chez certaines femmes, n'ap-

paraissent que pendant la grossesse, quelquefois dans les premiers mois, et qui cessent dans les premiers mois pour ne plus reparaître après.

Tout bien considéré, il nous a donc paru rationnel d'admettre, comme convulsions pouvant être observées pendant la grossesse :

1o Des convulsions toniques, ou tétaniques.

2° Des convulsions cloniques qui sont :
- apoplectiques { céphaliques. / médullaires.
- hystériques.
- épileptiques.
- éclamptiques { avec ou sans urémie.

§ 1. *Des convulsions tétaniques.* — Nous ne voulons que mentionner en passant les convulsions tétaniques qui parfois se manifestent chez les femmes grosses. En effet, le tétanos se déclare chez elles comme il se déclare à la suite de certaines opérations ou de certaines plaies. La plaie utérine qui résulte de l'avortement ou de l'accouchement ne produit pas, à la rigueur, une prédisposition au tétanos plus considérable que la plupart des autres plaies. De plus, elle ne tire du fait de l'accouchement lui-même rien de particulier, attendu que Simpson (d'Édimbourg) a observé le tétanos à la suite de l'arrachement d'un polype utérin vésiculaire[1]. Il ne répugne pas à l'esprit d'admettre une réelle ana-

[1] Churchill, trad. par Dubrisay et Wieland.

logie entre ce qui se passe dans un cas de plaie provoquant le tétanos, et le cas d'utérus gravide provoquant
le tétanos. Dans le tétanos traumatique, si on se hâte
de faire les débridements que la plaie peut nécessiter,
si on se hâte de la débarrasser des corps étrangers et
d'en opérer la réunion immédiate, on voit les accidents
disparaître ; dans le tétanos puerpéral, si l'avortement
est indiqué et qu'on opère cet avortement, ou bien si
l'accouchement artificiel est indiqué et qu'on opère cet
accouchement, on voit ces symptômes s'amender, les
accidents disparaître; n'a-t-on pas fait là une sorte de
débridement, et n'a-t-on pas débarrassé l'utérus d'un
corps étranger (le fœtus en faisant office)? Le chloroforme, par son action, viendra aussi consacrer cette
analogie : dans l'un et dans l'autre cas, administrez l'a-
gent anesthésique, et vous parviendrez à résoudre la
contraction générale des muscles.

§ 2. *Des convulsions apoplectiques.* — Ces convulsions sont dues à une congestion ou à un épanchement,
soit dans le cerveau, soit dans la moelle. Elles sont
quelquefois liées aux convulsions éclamptiques, mais
le fait est si rare que c'est à peine si ces convulsions
touchent à notre sujet; aussi nous bornerons-nous à
cette simple mention.

§ 3. *Des convulsions hystériques.* — Ces convulsions sont, chez la femme grosse, ce qu'elles sont chez

la femme en dehors de la gestation ; nous croyons donc pouvoir nous dispenser d'en donner une description détaillée. Disons seulement que l'hystérie est assez variable dans ses manifestations : si, chez quelques femmes, on la voit se réduire à quelques phénomènes hystériformes, tels que bouffées de chaleur, spasmes du pharynx, spasmes de l'œsophage et quelques autres symptômes très-légers se dissipant à mesure que la grossesse avance ; chez d'autres, les symptômes offrent plus d'intensité : boule hystérique, convulsion générale à la face, à la poitrine, au ventre, aux membres supérieurs et inférieurs, le tout facile à distinguer des convulsions éclamptiques. Après les accès convulsifs de l'hystérie, il peut survenir des paralysies en général partielles (Brodie, Rayer, Macario), qui ont ordinairement une courte durée, quelques heures par exemple ou quelques jours, et qui semblent être dues à une suite d'efforts musculaires trop longtemps ou trop fortement soutenus ; elles sont mobiles, temporaires, protéiformes, irrégulières dans leur mode de production, leur marche, et brusques dans leur apparition et leur disparition. Sandras voudrait exclure l'hystérie du nombre des perturbations de l'innervation déterminées par la grossesse, contrairement aux faits rapportés par A. Dubois, Capuron et autres. Willis, Hoffmann, Duvernoy, Landouzy, font jouer un grand rôle à la grossesse dans la production de l'hystérie. M. le professeur Monneret n'est pas non plus de l'avis de Sandras, il affirme hautement que les fonctions et les maladies de l'utérus exercent sur le système cérébro-spinal une influence considérable, dont l'effet est de produire la névrose cérébrale et ganglionnaire qui constitue l'hystérie qu'il appelle *sympathique* [1].

Si nous admettons aussi des convulsions hystériques de la grossesse, c'est appuyé sur les faits signalés d'hystérie se manifestant chez certaines femmes *exclusivement pendant la gestation*. Indemnes de convulsions en dehors de la grossesse, elles en étaient prises dès les premiers mois, et cela à chaque nouvelle grossesse. Ici, il y a évidemment un rapport de cause à effet entre la grossesse d'une part, et l'attaque d'hystérie de l'autre.

Est-ce à dire que les femmes à tempérament nerveux, à complexion irritable, soient plus sujettes à l'hystérie pendant la grossesse qu'à l'état de vacuité? C'est précisément le contraire qu'on observe, et bien des médecins, à tort ou à raison, conseillent encore le mariage aux hystériques, dans l'espoir qu'un fonctionnement plus actif, plus régulier, plus complet du système génital mettra fin aux attaques d'hystérie. Comment donc expliquer ces faits exceptionnels, dans lesquels les femmes ne sont hystériques que pendant leur grossesse (car, nous le répétons, nous ne voulons nous occuper que de ces derniers faits)?

[1] Monneret; Pathol. int., tom. I, pag. 133.

On sait que certains auteurs ont voulu donner à l'hystérie l'utérus pour point de départ ; d'autres (Négrier, Schützenberger) ont voulu lui donner les ovaires. La plupart des auteurs, moins localisateurs, lui assignent pour point de départ l'ensemble du système génital, et même, d'après M. le professeur Courty, «l'hystérie peut être indépendante de l'utérus et du système génital, puisqu'elle peut, de l'avis de quelques grands praticiens, se rencontrer chez l'homme[1].»

Ceci posé, admettons que, du système génital d'une femme à l'état de vacuité, partent de temps à autre certaines excitations qui, réfléchies par la moelle, sont provocatrices d'un accès convulsif d'hystérie. Survient la grossesse : qu'y a-t-il d'étonnant à ce que ce nouvel état physiologique, qui transforme et modifie si profondément l'ensemble du système génital, rende désormais celui-ci impropre à devenir le point de départ de nouveaux accès convulsifs ? On ne voit là, en vérité, qu'un des faits si nombreux qui ont servi à édifier, en thérapeutique, la méthode dite *substitutive* ou plutôt *perturbatrice. Duobus doloribus in eodem loco abortis vehementior obscurat alterum.* — Un organe est altéré dans son fonctionnement ; qu'on amène une perturbation dans sa manière d'être, dans son mode de nutrition, etc., et très-souvent tout rentrera dans l'ordre.

Mais au contraire supposons chez une femme un

---

[1] Courty, *loc. cit.*, pag. 89 ; 1867.

tempérament nerveux et irritable coïncidant avec un fonctionnement très-régulier du système génital. Il n'y aura point de crises hystériques. Survienne une grossesse : les modifications qui se passeront du côté de l'utérus pourront être l'occasion d'irritations diverses qui, réfléchies par la moelle, engendreront une crise hystérique. En d'autres termes, avant la grossesse il y avait déjà prédisposition à l'hystérie, mais cette prédisposition n'aboutissait point, faute d'un état anormal du système génital. Après la conception, la grossesse ne fait qu'exagérer la prédisposition à l'hystérie, par les modifications qu'elle imprime à l'état général ; mais, de plus, elle crée un état particulier du système génital, qui est le prétexte de l'explosion de la crise convulsive.

C'est ainsi que nous nous expliquons, d'une part que bien des hystériques n'ont pas de crises pendant la grossesse, tandis qu'au contraire d'autres femmes deviennent hystériques seulement pendant leurs grossesses.

Généralement, les crises hystériques de la grossesse se développent dans les premiers mois ; il arrive cependant qu'elles se manifestent pour la première fois quand la femme sent remuer. Cette sensation brusque et inattendue jette la femme dans un état nerveux tel qu'il peut aboutir à une crise.

Si les convulsions éclamptiques et les convulsions épileptiques ont beaucoup de signes communs, elles sont bien distinctes des convulsions hystériques. Dans l'hystérie, la face grimace, mais elle n'est agitée que de faibles contractions et n'offre pas les pénibles contorsions qu'on observe dans l'épilepsie et l'éclampsie. Dans l'hystérie, il n'y a point de vertiges précurseurs, de respiration stertoreuse, point de flexion du pouce convulsé et retenu dans la main, point d'écume à la bouche; enfin, il n'y a pas de perte de connaissance, comme cela s'observe pendant les convulsions éclamptiques, épileptiques, etc. D'après M. le professeur Dumas, les facultés sensorielles seraient même, pendant l'accès d'hystérie, rendues meilleures et plus fines.

§ 4. *Des convulsions épileptiques.* — Elles ont été confondues à tort, par Churchill, avec les convulsions que nous décrirons plus bas sous le nom de *convulsions éclamptiques.*

On a fait et l'on fait bien des théories sur l'épilepsie. Nous nous garderons ici de les passer en revue ; disons seulement que les recherches modernes (Schrœder van der Kolk, etc.) ont abouti à faire considérer l'accès d'épilepsie comme une mise en jeu de la plupart des nerfs moteurs, sous l'influence d'une excitation réflexe de la moelle allongée. Quant au point de départ de l'irritation de la moelle allongée, il peut varier et partir tantôt d'un point, tantôt d'un autre.

Pour ne citer que des faits connus et indiscutables, nous dirons que dans les cas d'épilepsie symptomatiques de tænias, l'origine de cette irritation est dans

7

l'intestin, de telle sorte qu'en égard à sa pathogénie,
on pourrait appeler l'épilepsie qui en résulte : *épilepsie
intestinale*. L'épilepsie peut, dans d'autres circonstances, tirer son origine de névromes, de cicatrices,
de tumeurs comprimant des nerfs périphériques, etc.

Enfin, un état particulier de l'utérus pendant la
grossesse peut-il engendrer une *épilepsie utérine*?

C'est ce que l'observation a en effet démontré, et
comme preuve, au fait rapporté par Malgaigne et repro-
duit par Cazeaux [1] nous n'ajouterons que deux observations, l'une empruntée à Lanzoni (*Éphém. germ.*),
et l'autre à Churchill[2] :

PREMIÈRE OBSERVATION.

«Une femme de Ferrare, 25 ans, caractère bilieux,
mère de trois enfants; fut atteinte d'épilepsie chaque
fois qu'elle avait conçu, et voyait les accès se renouveler une fois tous les quinze jours pendant toute sa
grossesse. Aussitôt accouchée, la maladie disparais-
sait. La présence d'accès épileptiques était pour elle
signe certain de grossesse. »

OBSERVATION II.

Une dame fut prise d'attaques épileptiformes la
première fois qu'elle conçut, et elles reparurent la

[1] Cazeaux et Tarnier, *loc. cit.*, pag. 446.
[2] Churchill, *loc. cit.*, pag. 1091.

première fois qu'elle sentit remuer son enfant. A la
deuxième couche, pas d'accès, mais à la troisième il
y eut récidive. Elle traversa les douleurs de l'enfante-
ment sans présenter un vestige d'accès convulsif. »

La femme dont parle Malgaigne ne se guérit jamais
de son épilepsie.

Dans ces deux cas, c'est bien la grossesse qui tenait
l'épilepsie sous sa dépendance, et très-probablement
c'était l'utérus modifié qui était le *pars mandans* de
l'accès, le point de départ d'une *aura* non perçue,
parce que les nerfs utérins sont des nerfs de la vie
organique. Absolument comme dans les cas d'ento-
zoaires, c'est le tube intestinal qui est le *pars mandans*
des convulsions.

Les observations ci-dessus prouvent que la grossesse
peut être cause d'épilepsie. Certains auteurs, au contraire, prétendent que la grossesse a pu interrompre
des accès épileptiques, les rendre moins fréquents
quand ils existaient avant la grossesse. D'autres encore
ont vu la grossesse aggraver et rendre plus fréquents
les accès épileptiques préexistants. Mme Lachapelle
regarde l'épilepsie préexistante comme prédisposante à
l'éclampsie. D'après M. Monneret, c'est surtout pendant
les premiers mois de la grossesse qu'on observe des
accès épileptiques. La perte de la connaissance, nous
l'avons dit, distingue les convulsions épileptiques des
convulsions hystériques, et la répétition des accès à

intervalles assez éloignés les distingue des accès éclamp-
ptiques, où les accès sont très-rapprochés, peuvent se
multiplier, aller à 30 ou 40, et même au-delà.

D'après M. le professeur Dumas (de Montpellier),
l'aura de l'épilepsie aurait quelque chose de particulier
qui la distinguerait de l'éclampsie, surtout par la violence du cri initial.

§ 5. *Des convulsions éclamptiques.* — Nous voici
arrivé à l'éclampsie proprement dite. En deux mots, on
peut définir l'éclampsie, comme les auteurs allemands:
une *épilepsie aiguë*. L'accès convulsif est identique pour
la forme avec l'accès épileptique. «Dans l'éclampsie
comme dans l'épilepsie, on voit également survenir par
accès isolés des convulsions liées à une perte de connaissance. Mais ces accès ne se répètent pas, comme
dans l'épilepsie, pendant des mois et des semaines, par
intervalles plus ou moins longs, et se restreignent à
quelques heures ou à quelques jours seulement ; au
bout de ce temps, la maladie se termine par la guérison
ou par la mort.» (Niemeyer, tom. II, pag. 405.)

Il est probable, nous pourrions même dire il est
certain, que l'excitation convulsive des nerfs moteurs
prend son point de départ dans la moelle allongée et
la base du cerveau. Il est plus que probable qu'un
état d'irritation aiguë de la moelle allongée, et partant
des accès éclamptiques, peuvent également être dus à
des congestions. (Niemeyer, *loc. cit.*)

Mais cette excitation convulsive des nerfs moteurs peut être attribuée à des causes bien diverses. Nous les rangerons sous deux chefs : *causes indirectes* et *causes directes.*

Les causes indirectes sont toutes les irritations des nerfs centripètes pouvant être réfléchies par la moelle ; et l'on comprend combien ces irritations peuvent avoir une origine différente, suivant qu'elles impressionneront les nerfs sensitifs de tel ou tel point de l'économie.

Les causes directes sont représentées par les matériaux toxiques qui, charriés par le sang jusqu'aux centres nerveux, impressionnent, irritent directement ceux-ci, et donnent ainsi naissance à l'accès convulsif.

Quelles sont celles de ces deux espèces de causes qui agissent le plus fréquemment dans la production de l'éclampsie ? Dans un moment d'engouement, on a pu soutenir, il est vrai, que toujours la présence de l'urée dans le sang devait être accusée de l'éclampsie, mais une observation plus précise n'a pas tardé à montrer combien il fallait rabattre de cette opinion exclusive ; et aujourd'hui il est démontré que l'urémie n'agit même le plus souvent qu'à titre d'*élément prédisposant* ; que seule elle existe à un degré beaucoup trop faible pour pouvoir, en l'absence de tout autre concours, réaliser des convulsions générales ; et qu'enfin on doit presque toujours chercher l'*élément efficient* de l'éclampsie dans quelque état anormal de l'utérus ou d'organes avoisinants.

C'est ce que nous allons essayer de développer.

Il faut considérer tout accès d'éclampsie comme le résultat de deux facteurs : un *facteur prédisposant*, constitué par une altération générale de l'innervation, dans laquelle l'ensemble du système nerveux réagit avec une extrême facilité, sous l'influence de la moindre cause provocatrice. On peut résumer dans ces deux mots la nature du facteur prédisposant: *accroissement excessif de l'excitabilité*. Mais jusqu'ici, tout reste encore dans le calme ; il manque en effet le concours du facteur efficient. Celui-ci est tout local ; c'est l'étincelle qui allume l'incendie, c'est pour ainsi dire le prétexte de la mise en activité de tout le système nerveux. On le résume en disant: *excitation quelconque d'un nerf centripète*. Quelque part, en effet (le plus communément dans la sphère génitale), naît une excitation, perçue ou non, mais qui, reçue par la moelle, est transformée par elle en mouvements inconscients s'irradiant plus ou moins loin. De là, la crise éclamptique.

La grossesse crée le facteur prédisposant de la crise éclamptique. Ce facteur est d'autant plus complet que la grossesse se complique ou non d'*urémie*; inutile d'insister sur ce point, puisque la présence d'une quantité considérable d'urée dans le sang peut à elle seule déterminer des crises.

L'accouchement dans ses divers temps (phénomènes

prodromiques, etc.), crée, lui, le facteur local, le
facteur efficient. Celui ci sera d'autant moindre, d'autant plus insignifiant que le facteur prédisposant sera
plus complet. Voilà pourquoi un accouchement normal
peut se compliquer d'éclampsie. Nous avons dit plus
haut : l'accouchement crée le facteur efficient; c'est
en effet ce qui a lieu dans la très-grande majorité des
cas. Cependant on comprend que lorsque le facteur
prédisposant est à son summum, une émotion morale,
un état anormal de l'estomac, une indigestion, etc.,
les mouvements du fœtus, etc., peuvent provoquer
l'éclampsie.

Voyons maintenant: 1° comment la grossesse crée
le facteur prédisposant ; 2° comment les phénomènes
qui se rattachent de près ou de loin à l'accouchement
créent le facteur efficient.

1.° La grossesse crée le facteur prédisposant en
altérant la composition du sang : *sanguis moderator
nervorum* (voir précédemment le chapitre des névroses
de la grossesse dues aux modifications du sang). De
plus, la grossesse et l'accouchement déterminent des
congestions médullaires. Or, ainsi que Brown-Séquard
l'a démontré, le pouvoir réflexe de la moelle augmente
avec son état congestif. La strychnine n'est convulsi-
vante que parce qu'elle est congestionnante de la moelle.
«Ceux qui ont fait l'ouverture de cadavres de femmes
mortes pendant la gestation, savent que la grossesse
et l'accouchement causent des stases sanguines passives

dans la portion inférieure de la moelle[1] ». Quelques auteurs[2] ont voulu considérer les convulsions éclampiques comme *dues directement à celle congestion médullaire,* si fréquente pendant la grossesse. Ce ne serait plus par l'intermédiaire de l'action réflexe que la crise se déclarerait, mais bien par l'action directe du sang accumulé dans les centres nerveux. Il n'en est rien : le sang n'a d'autre résultat ici que d'accroître la faculté réflexe de la moelle ; il faut dès-lors une excitation moins forte pour aboutir à une convulsion; mais il faut une excitation, et tant que quelque part (n'importe où) ne surgit point une excitation, il n'y a pas de convulsion.

On comprend dès-lors que la grossesse prépare pour ainsi dire un terrain exceptionnellement favorable aux actions réflexes. N'en a-t-on pas tous les jours une preuve dans les troubles nerveux réflexes qui surviennent si souvent chez les femmes accouchant le plus normalement du monde ? Que de femmes éprouvent des vomissements au début du travail ! que d'autres des épreintes vésicales ou rectales qui ne peuvent s'expliquer par une action locale de l'utérus ! que d'autres enfin éprouvent des frissons souvent prolongés et par cela même pouvant donner de l'inquiétude, quoique, en réalité, ils soient d'un pronostic favorable ! etc., etc.

[1] Voir Brown-Séquard, Gordon, Rouget, pag. 134.
[2] Scanzoni; Traité d'accouch., pag. 218, trad. de P. Picard.

2º En de pareilles circonstances, faut-il s'étonner que toutes les causes de dystocie nécessitant un surcroît de travail de la part de l'utérus, soient des causes efficientes de convulsions ?

Les convulsions, relativement au moment où elles se développent, sont anté-puerpérales, puerpérales, post-puerpérales.

Les convulsions anté-puerpérales sont rares. En dehors du travail, dit Scanzoni [1], on ne comprend la manifestation des convulsions réflexes que dans les cas « où les parois utérines sont anormalement développées, et qu'en même temps les fibres musculaires utérines sont rigides et inextensibles ». Signalons encore les émotions morales, les indigestions, les accumulations d'urine dans la vessie et de matière dans le rectum. Pour ces deux derniers cas, le cathétérisme ou un lavement ont suffi pour dissiper les convulsions.

Quant aux convulsions pendant l'accouchement, les causes de dystocie y prédisposent. Ces causes de dystocie agissent alors en augmentant ou prolongeant le froissement ou l'irritation des nerfs sensitifs de la paroi ou de la surface interne de l'utérus. Churchill [2] fait remarquer que le plus communément les crises convulsives sont synchrones avec les contractions utérines, quoiqu'elles ne se reproduisent point avec chacune

---

[1] *Loc. cit.*, pag. 218.
[2] Churchill, *loc. cit.*, pag. 109.

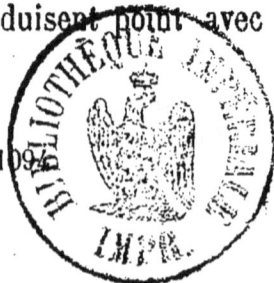

d'elles. Mais, à ces sources d'actions réflexes gagnant la moelle par l'intermédiaire des nerfs utérins, il faut ajouter les excitations parties des nerfs de sensibilité avoisinant l'utérus : nerfs de la vessie , du rectum , anneau vulvaire, etc.; souvent même ce sont les irritations parties de ces nerfs qui mettent en jeu les convulsions. Aussi plusieurs observateurs ont-ils fait remarquer (Cazeaux, Tyler-Smith) « que ce n'est pas au moment où la tête appuie sur le col ou franchit son orifice que survient le premier accès de convulsion, mais bien plus souvent lorsqu'elle fait bomber le pé_ rinée et entr'ouvre l'anneau vulvaire : ce qui s'explique facilement par la sensibilité beaucoup plus vive des ramifications nerveuses qui se distribuent aux parties molles du périnée et de la vulve ». Enfin, dans les cas d'albuminurie très-caractérisés, la présence en grande quantité de l'urée dans le sang peut, à elle seule, donner lieu à des convulsions ; mais ce sont des *convulsions directes*, et ce n'est pas ici le lieu d'en parler.

Pour les convulsions post-puerpérales, nous citerons encore M. Cazeaux : «Pendant ou après la délivrance, il faut signaler encore comme pouvant produire la même excitation de la moelle, toutes les circonstances fâcheuses qui peuvent la compliquer et rendre nécessaire l'introduction de la main : ainsi, l'enkystement du placenta, ses adhérences anomales , sa rétention partielle ou complète , la présence de caillots volumineux, le renversement de l'utérus, etc.» A ces causes, signalées par Cazeaux, nous ajoutons l'hémorrhagie : tout le monde sait en effet que les pertes de sang un peu considérables peuvent être la cause de convulsions.

TRAITEMENT DES CONVULSIONS RÉFLEXES DE LA GROSSESSE.

Tâchons de tirer parti de la longue énumération qui précède, et d'en déduire des indications de traitement.

Il faut évidemment :

1º *Empêcher le facteur prédisposant de s'établir.* — Pour cela, la première préoccupation du médecin sera de prévenir l'anémie, la chlorose, etc., et il y parviendra en surveillant très-sévèrement l'hygiène de la femme enceinte, les fonctions des voies digestives, ainsi que celles des voies respiratoires. Les corroborants, les substances amères, le quinquina, les boissons acidules, conserveront à l'estomac son fonctionnement physiologique. L'appétit restera normal, on en surveillera l'exagération. Le vin pur même, pris en petite quantité, sera utile surtout quand la digestion sera paresseuse; c'est un bon tonique qui facilite les fonctions de l'estomac. On prescrira l'exercice en plein air, au soleil; la femme enceinte évitera les températures excessives ; le froid ou le chaud extrêmes ne lui conviennent pas.

Ne jamais saigner à moins d'indications formelles. La femme enceinte devra aussi autant que possible, pendant toute sa grossesse, s'affranchir de toute préoccupation morale.

Il faudra encore, pour empêcher le facteur prédisposant de s'établir, traiter l'albuminurie et prévenir l'urémie. Pour cela, existe-t-il une médication bien établie, bien déterminée? Je ne le pense pas ; il y a encore autant de contradiction dans la thérapeutique de l'urémie que dans sa pathogénie ; tout n'est qu'hypothèse dans ce sujet, dit M. Tarnier. D'après Cazeaux, on ne saurait trop, dans l'albuminurie, insister sur la médication réparatrice. D'après Simpson, le chloroforme en inhalations ou en potion neutralise le carbonate d'ammoniaque, produit de la décomposition de l'urée dans le sang. Cette opinion est-elle vraie, est-elle fausse? Je n'ai pas ici à me prononcer ; ce qu'il y a de vrai c'est que, d'après la pratique de M. Berne (de Lyon), le chloroforme diminue et supprime l'albuminurie. Ce praticien prescrivit pendant six jours une potion avec 12 gouttes de chloroforme à une femme enceinte atteinte d'anasarque et d'albuminurie ; au bout de cette médication, l'anasarque et l'albuminurie avaient disparu, et l'accouchement se faisait sans aucun accident.

Le Dr Chapet, médecin à l'Hôtel-Dieu de Lyon, a obtenu le même succès, d'abord chez un homme atteint d'anasarque avec urines très-albuminuriques, et qui fut pris de convulsions. On le soumit aux inhalations de chloroforme : les convulsions cessèrent, l'anasarque se dissipa, l'albumine disparut des urines, et le malade sortit guéri. Dans une autre circonstance, à un malade dont les urines étaient aussi très-albuminuriques, on donna le chloroforme en potion, et l'albumine diminua[1].

Enfin, nous faisons le résumé d'une très-belle observation de M. Bucquoy, qui nous montre les bons effets du tartre stibié dans l'urémie :

Un homme entre le 17 décembre dans le service de M. Bucquoy, à Paris : il est atteint d'anasarque avec ascite et albuminurie. Forme comateuse de l'urémie. Pendant cinq jours, il est insensible malgré ventouses, vin diurétique, scammonée, etc. Connaissance nulle, gâteux, extrémités froides. Le 22, prescription de 10 centigram. d'émétique qui produisent vomissements abondants de matières bilioso-muqueuses. Le soir, le malade parle, la connaissance est revenue, l'oppression a diminué. Le 23 on continue la potion, ainsi que jusqu'au 28, et chaque jour l'amélioration gagne et le précipité des urines diminue. Enfin, le 4 janvier, aucun précipité ne se remarque dans les urines, et le malade sort guéri[2].

Une autre indication très-importante, c'est de prévenir les congestions de la moelle : pour cela, exer-

[1] Mémoire du Dr Horand à la Société des sciences médicales de Lyon, 1866.
[2] Bulletin thérapeutique, 15 février 1867.

cice modéré, éviter de garder constamment, comme
font certaines femmes, le décubitus dorsal. Il est bien
des médicaments qui, faisant contracter les vaisseaux
de la moelle, diminuent son pouvoir excito-moteur
(Voir Brown-Séquard, *Paraplégies réflexes*, etc.), mais
leur usage pourrait avoir des inconvénients dans la
grossesse. Aussi n'en parlerons-nous point.

Quant aux émissions sanguines, tout en admettant
qu'elles puissent faire cesser la congestion des centres
nerveux, et par là diminuer les chances d'éclampsie,
il faut redouter que la perte de sang n'affaiblisse la
femme et ne prédispose aux convulsions, puisque le
frein des nerfs sera d'autant plus faible, partant d'autant moins efficace que la saignée sera plus copieuse
ou plus souvent répétée. La saignée est ici comme
une arme à deux tranchants, très-difficile à manier :
utile dans certains cas, pouvant, par exemple, amoin-
drir la congestion des centres nerveux et prévenir le
coma, mais nuisible dans le plus grand nombre de cas.

2° *Empêcher le facteur efficient de s'établir, ou le
supprimer quand il existe.* — Pour cela, il faut s'ef-
forcer de reconnaître de quel organe ou de quel nerf
part l'influence qui, transformée par le centre excito-
moteur, aboutit à la convulsion.

L'état de plénitude exagérée, soit du rectum, soit
de la vessie, peut être suffisant pour déterminer des
convulsions. Le médecin doit donc, à ce sujet, s'en-

quérir de l'état de l'organe, soit auprès des personnes
qui entourent la malade, soit mieux encore par un
examen direct. Dans un cas observé par M. le Directeur-médecin Évrat, la distension exagérée de la vessie
a suffi pour déterminer un accès d'éclampsie. «Mme X...
avait eu six enfants, la septième grossesse avait été
heureuse. Mais, sur la fin, des circonstances graves qui
pouvaient compromettre la position de M. X.... étant
survenues, sa femme demeura jusqu'au moment de l'accouchement dans un état nerveux inquiétant. Mme X...
accoucha cependant par les seules forces de la nature,
et assez rapidement, lorsque tout à coup elle fut prise
d'un accès d'éclampsie. Appelé auprès de la malade, je
la trouvai en pleine période comateuse avec ronflement
stertoreux. D'après les réponses de la sage-femme, je ne
pus douter de l'existence d'une crise éclamptique ayant
précédé ce coma. On ne put me dire si la malade avait
uriné depuis longtemps; mais, par le toucher abdo-
minal, et une percussion légère, je pus constater que
la vessie était énormément distendue. La contraction
spasmodique du col de l'utérus était si énergique,
qu'il n'y avait pas possibilité d'introduire la main
dans l'organe pour en retirer le placenta. Une seconde
crise était imminente : déjà la face grimaçait, de petits
mouvements convulsifs des muscles du visage s'accen-
tuaient, les membres se raidissaient ; mais passant
rapidement une sonde dans la vessie, je vis bientôt les
convulsions commençantes se calmer comme par en-

chantement, à mesure qu'une grande quantité d'urine
sortait de la vessie. Des contractions naturelles de
l'utérus eurent lieu, pendant lesquelles le placenta fut
expulsé, et il ne fut plus question du moindre signe
d'éclampsie.

» Cette femme était d'un tempérament sanguin et
bilieux ; taille très-petite , constitution musculaire
forte.

» Tout fut instantané : production et cessation de
l'éclampsie. »

Un autre fait, que je dois encore à l'obligeance de
mon très-honorable chef de service des années 1862-
63-64, prouve que lorsqu'on se trouve en présence
d'une femme infiltrée et à ventre très-volumineux,
ayant eu ou ayant de l'éclampsie, comme on doit supposer que peut-être l'hydramnios est le *facteur efficient* des crises, il faut percer les membranes. Il s'agit
d'une femme de la clientèle de M. Évrat, qui eut cinq
accès d'éclampsie avec anasarque et hydropisie, pendant les quatre derniers mois de sa grossesse. Je ne cite
textuellement que la fin de l'observation de M. Évrat :
« Vient enfin l'heure de l'accouchement. Pendant les
premières douleurs, un agacement nerveux extraordi-
naire faisait appréhender le retour d'un accès d'é-
clampsie. Le médecin suivit le travail avec la plus
grande attention. Il y avait hydropisie et anasarque.
On attendit que la dilatation du col fût suffisamment

grande, et les membranes furent percées artificielle-
ment. La quantité d'eau qui s'écoula ne peut pas être
appréciée, tant elle fut grande. Il y eut, à la suite de
cette évacuation vraiment énorme de liquide, un col-
lapsus d'une demi-heure de durée. L'accouchement se
termina par les seules forces de la nature, à la première douleur qui survint.

» Le col de l'utérus se resserra. La jeune mère eut
des bâillements, mais sans nouvelles manifestations
convulsives. L'extraction du placenta fut faite, et les
suites de l'accouchement furent très-heureuses. »

Le plus souvent, le point de départ de la crise
éclamptique est l'accouchement ; aussi doit-on se hâter
de terminer celui-ci le plus promptement possible, en
évitant toute violence, aussi bien pour l'enfant que pour
la mère. Il faut appliquer le forceps avec toutes les
précautions possibles, pour ne pas violenter l'utérus.
L'indication est de vider la matrice ; aussi, quand une
crise se développe de suite après l'accouchement et
avant l'expulsion du placenta, il faut se hâter d'en
faire l'extraction. Mais si la femme n'est pas encore
en travail, MM. Dubois, Pajot et Dumas (de Montpellier) rejettent cette pratique, qui consiste à provoquer l'accouchement ; car, disent-ils, l'éclampsie est
une maladie qui se juge en vingt-quatre, quarante-huit
heures, et il faut plus de temps que cela pour provoquer l'accouchement, et de plus les irritations sur le

col ne sont que nuisibles à l'éclampsie. M. Dumas avait dernièrement à l'Hôpital-Général une femme qui, à huit mois et demi, eut des crises éclamptiques ; elle fut guérie par les moyens ordinaires, l'accouchement ne fut pas provoqué, et se fit naturellement quinze jours après. En 1858, dans le service M. Guéneau de Mussy, à la Pitié, une femme fut prise le 9 mars de convulsions ; le 10 elle reprenait connaissance, et sortait le 15 ; le 31 mars elle rentrait, mais en parfaite santé et pour accoucher deux jours après.

Lorsqu'on a affaire à une éclamptique, s'il ne fallait pas agir avec la plus grande promptitude, on pourrait essayer, au moyen de calmants locaux, à paralyser autant que possible les nerfs sensitifs qui transmettent à la moelle l'irritation morbide.

Mais d'abord, où sont ces nerfs ; et puis, quel calmant employer ? Des injections narcotiques dans le vagin, dans le rectum ; des onctions belladonées au périnée constitueraient des moyens peut-être trop lents et ne diminueraient peut-être pas assez, en tout cas pas assez vite, les propriétés conductrices des nerfs impressionnés. En face de pareils embarras, on a donc renoncé aux moyens capables de calmer localement l'*irritation externe*, et l'on s'est adressé aux anesthésiques puissants et généraux. Depuis la communication de Simpson en 1847, depuis les expériences de Paul Dubois et Velpeau à Paris, de Delmas, de Brouzet et Cellarier à Montpellier ; depuis le remarquable *Traité de l'anesthésie* de M. le professeur Bouisson, les expériences de M. Chassaignac, celles de M. Stoltz, et d'autres travaux encore, le chloroforme ou l'éther sont employés à peu près partout. Si le chloroforme en inhalations et même en potion n'est pas un moyen spécifique contre l'éclampsie, il est certainement un des plus efficaces. La saignée, si universellement employée, compte beaucoup de revers. Pajot dit ne pas connaître de guérison par les saignées répétées; sans proscrire les émissions sanguines, il recommande d'en user avec beaucoup de ménagement. Aujourd'hui, Paul Dubois saigne rarement au-delà de 300 gram., il conseille plutôt six, huit sangsues de chaque côté des apophyses mastoïdes, et fait placer aux membres, aux mollets et aux cuisses des vésicatoires et des sinapismes; il fait introduire entre les dents de la malade 0,05 de calomel et de jalap; à ce dernier moyen, Pajot préfère les lavements purgatifs. M. le professeur Dumas combine les méthodes de ses deux collègues de Paris; aux moyens préconisés par M. Dubois, il ajoute lavement avec manne, séné et sulfate de soude, et, si ce moyen ne réussit pas, il emploie le croton-tiglium deux gouttes en lavement et deux gouttes en potion. A cette médication, le savant accoucheur de Montpellier ajoute les inhalations de chloroforme; c'est ce qu'il qualifie de l'expression pittoresque «faire feu de tout bois». Depuis deux mois, M. Dumas a eu à traiter quatre éclamptiques, deux à l'Hôpital Saint-Éloi et deux en ville; il a obtenu quatre succès.

Sophie R..., âgée de 26 ans, la première malade, fut traitée par tous les moyens ci-dessus énumérés, sauf la saignée générale qui ne fut pas faite. Quinze jours après, la malade aurait pu sortir parfaitement guérie de l'hôpital, où elle ne fut retenue qu'à cause d'une ophthalmie dont était atteint son enfant.

La seconde malade, Justine X..., comme la précédente, a été accouchée au forceps, et a conservé aussi son enfant ; elle est encore en traitement aujourd'hui 22 juin ; l'accouchement a eu lieu le 4 juin.

Mais revenons au chloroforme : c'est, je le répète, un des moyens les plus efficaces, soit combiné à d'autres moyens de traitement, soit même employé seul. Comment agit le chloroforme ? Nous avons vu plus haut l'action de cet agent sur l'urémie et l'albuminurie. Mais il y a une indication autrement majeure dans l'éclampsie, c'est sa remarquable propriété[1] : de s'accumuler, pendant l'inhalation, dans les centres nerveux, où on le retrouve après la mort en proportion beaucoup plus considérable que dans les autres organes ; d'éteindre les propriétés excito-motrices des centres nerveux, la sensibilité et la motricité des nerfs cérébro-spinaux. Comme on le voit, c'est en s'attaquant au phénomène *initial* de la convulsion, que le chlo-

[1] Voir article de Perrin sur l'*anesthésie*, in Dict. encycl. des sc. méd., 1866, tom. IV, et aussi le Mémoire de L. Lallemand, 1855.

roforme agit. — Sous son influence donc, en résumé :
1° l'urémie est modifiée (Simpson) ; 2° la moelle ne
reçoit plus d'excitation ; 3° son pouvoir excito-moteur
est aboli.

Avec les anesthésiques locaux, on empêche seulement la moelle de recevoir de l'excitation, et de plus
on risque de perdre du temps, dans un moment où
chaque instant est précieux.

En théorie, il est donc impossible de trouver un
médicament plus parfait que le chloroforme, puisqu'il
s'adresse aux deux facteurs qui constituent l'éclampsie,
ou, sinon aux deux facteurs, du moins à un élément
très-important du facteur prédisposant (l'urémie), et
au facteur efficient qu'il supprime complètement.

La pratique donne déjà raison à la théorie : j'ai
trouvé dans les recueils périodiques quinze cas d'é-
clampsie guéris par le chloroforme seul, avant 1857, et
depuis cette époque le nombre n'en a fait qu'augmenter. Braun, sur sept cas où il avait employé le chloroforme, a obtenu sept succès. Le Dr Horand (de Lyon)[1]
dit que dans sa pratique il a obtenu de très-bons résultats. M. Valette a employé 17 fois le chloroforme, et
obtenu 17 guérisons. M. Berne a été aussi heureux
dans sa pratique. Dans une observation publiée dans
la *Gazette des hôpitaux,* 19 septembre 1865, par
M. Jounia (Raymond), une femme atteinte d'éclampsie

[1] *Loc. cit.*, pag. 166.

mourut subitement après avoir été saignée. M. Jounia,
aussi, a toujours obtenu de très-bons effets du chloroforme : il enraye, dit-il, presque immédiatement les
accès; après son administration leur nombre décroît, leur
intensité diminue ; enfin, ce qui est remarquable, les
accès disparaissent lorsque surviennent les vraies douleurs.

VOMISSEMENTS DE LA GROSSESSE.

Bénins, opiniâtres, incoërcibles. — L'étude des
vomissements de la grossesse sert de transition entre
les convulsions et les spasmes. Le vomissement tient
en effet des convulsions et des spasmes ; mais comme
le diaphragme et les muscles abdominaux jouent le
principal rôle dans la réalisation de cet acte anti-phy-
siologique, nous l'avons placé parmi les convulsions.

Le vomissement est une *convulsion partielle.*

Avant de l'étudier sous le rapport pathologique et au
point de vue restreint que nous envisageons dans ce
travail, il nous semble rationnel de nous demander ce
qu'est le vomissement en lui-même.

Longtemps on a cherché la cause du vomissement
dans l'estomac. Rien cependant n'est plus faux, et non-
seulement tout malade qui vomit, ne vomit point parce
que l'estomac est lésé ou éprouve un trouble fonctionnel quelconque ; mais il serait plus vrai de dire que le
plus grand nombre des malades vomissent en dehors
de toute affection ou de tout trouble fonctionnel de

l'estomac ; nous parlons évidemment ici de *trouble fonctionnel primitif*. C'est à peu près tout ce que nous savons de bien positif sur la nature du vomissement. On peut le résumer ainsi : le plus souvent ce n'est pas dans l'estomac qu'il faut chercher la cause prochaine immédiate du vomissement; ou encore, et mieux : on connaît *les causes* et non la *cause* du vomissement. Or, n'est-il pas évident que *les causes* du vomissement doivent avoir entre elles *un point commun* qui est précisément *la cause* du vomissement? C'est précisément cette cause que nous ignorons.

Où faut-il donc la chercher? Là est l'embarras, car il n'est pas d'organes dont les souffrances ne déterminent des vomissements. L'impression provocatrice du vomissement peut en effet avoir pour point de départ « la muqueuse gastrique, celle de la base de la langue ou de l'isthme du gosier, l'intestin, les organes génito-urinaires, le péritoine, la rétine (vomissements provoqués par la vue de certains objets, de certains mouvements, de certaines couleurs, etc.), enfin les nerfs de la cinquième paire (névralgies hémicrâniennes) [1]. »

A cette énumération d'organes dont les troubles fonctionnels retentissent sur l'estomac, il serait facile d'en ajouter bien d'autres : le cerveau, le foie , etc. Nous nous arrêtons : il faudrait passer en revue tous les différents points de l'organisme.

---

[1] Ch. Rouget; Introduction aux leçons de Brown-Sequard, pag. 57.

Un trouble général de l'innervation amène des vomissements ; une composition anormale du sang produit le
même effet. Nous ne parlerons pas des vomissements
symptomatiques de l'urémie, mais nous rappellerons
ce fait d'expérimentation physiologique que l'injection
d'eau distillée dans les veines amène des vomissements.

Les anciens avaient admirablement observé cette
sympathie universelle de l'estomac pour les divers
organes dont le jeu constitue la vie ; et Grimaud ap-
pelait l'estomac le *sensoriun commune* du sens vital ;
expression parfaitement juste, que MM. Trousseau et
Pidoux ont développée en disant : « que l'estomac est
aux fonctions vitales et naturelles ce que le cerveau
est aux fonctions de relation. Il est pour ainsi dire
chargé de résumer et d'exprimer le malaise et la
souffrance des autres viscères » (sur la *Médication
tonique* du *Traité de thérap.*).

Parmi les organes dont l'estomac exprime très-
volontiers la souffrance, se trouve en premier lieu
l'utérus ; car, ainsi que le dit en style pittoresque l'accoucheur Guillemeau, « les nerfs de l'estomac ont intelligence et trafic avec la matrice ».

Faut-il après cela s'étonner que les vomissements
pendant la grossesse soient si fréquents « que la plupart
des femmes en soient affectées » d'après Cazeaux ? Or,
l'état de gestation exaspère seulement les sympathies
utéro-stomacales, leur donne pour ainsi dire une sus-
ceptibilité quasi morbide ; mais il ne faut pas croire

que l'état de gestation crée ces sympathies, car bien des femmes vomissent à leurs époques. Bien des hystériques vomissent, et enfin le vomissement est un symptôme de bien des lésions utérines ; il a entre autres une remarquable fréquence dans les polypes utérins.

Sont-ce les modifications fonctionnelles ou vitales, ou les modifications organiques et anatomiques de l'utérus pendant la grossesse, qui rendent si intimes les sympathies utéro-stomacales ?

Nous avons déjà dit ailleurs que nous accordions une importance pathogénique beaucoup plus considérable aux modifications vitales de l'utérus, et nous citions à l'appui la cessation de vomissements jusque-là incoërcibles aussitôt le fœtus mort et avant son expulsion, c'est-à-dire alors qu'il n'y a rien de changé dans les conditions organiques (forme, volume, etc.) de l'utérus, tandis qu'au contraire les phénomènes de nutrition fœtale sont suspendus. N'en a-t-on pas une autre preuve dans les vomissements observés chez certaines femmes immédiatement après la conception ? Ce n'est point *mécaniquement* que l'ovule fécondé depuis un jour ou deux détermine des vomissements, il n'a pas le volume nécessaire pour cela ; mais c'est parce qu'il imprime une nouvelle manière de vivre au système génital, parce qu'il modifie la circulation de ce système, son innervation, que l'innervation des organes voisins en reçoit le contre-coup par le mécanisme de l'action réflexe.

A ceux qui s'expliqueraient difficilement comment les désordres dans la sphère génitale peuvent entraîner des vomissements, nous rappellerions notre ignorance au sujet de la *cause dernière et immédiate du vomissement;* et nous leur demanderions, avec le Dr Anquetin (*Revue méd.*, 1865), « si l'on connaît mieux comment la présence des tubercules dans le cerveau, comment le roulis d'un navire, comment l'injection d'un émétique dans les veines, provoquent le vomissement. »

Évidemment, les difficultés sont les mêmes dans tous les cas. Disons donc, avec Paul Dubois, « que la perturbation des fonctions digestives qui survient chez la plupart des femmes enceintes, et qui n'a généralement qu'une intensité modérée et une durée de quelques mois, est le *résultat direct et exclusif* des réactions sympathiques que l'utérus exerce pendant la grosesse. » (*Acad. méd.*, 30 mars 1852.)

Pour expliquer la contingence de la manifestation de ces réactions sympathiques, nous rappellerons les nombreuses causes qui favorisent ou répriment le pouvoir réflexe des centres nerveux. Demandons-nous maintenant si l'irritation réflexe partie de l'utérus ou de ses annexes, pendant la gestation, porte sur les muscles nécessaires à la réalisation du vomissement, ou si, au contraire, elle porte sur les vaisseaux de l'estomac, de façon à modifier les sécrétions de cet organe, et par là à en changer le fonctionnement physiologique.

On sait en effet que, suivant les qualités des liquides

sécrétés par les glandes stomacales, la digestion se fait
pour certains aliments et ne se fait pas pour d'autres, etc. Les troubles gastralgiques concomitants avec
les vomissements de la grossesse, le pyrosis, la digestion d'aliments très-indigestes dans certains cas, tandis
que des aliments facilement assimilables la plupart du
temps sont rejetés ; les matières vomies constituées par
des glaires, des eaux stomacales, etc. : voilà tout autant
de raisons qui plaident en faveur de l'opinion que nous
émettons, et qui veut que les vomissements des femmes
grosses soient dus, non pas directement à une action
réflexe portant sur les muscles actifs dans le vomissement, mais bien à une action réflexe portant sur les
vaso-moteurs de l'estomac. De là, troubles dans les
sécrétions, troubles dans la nutrition de l'organe,
troubles dans son fonctionnement ; de là, en un mot,
les vomissements. Nous n'affirmons rien , mais nous
nous demandons s'il ne pourrait pas en être ainsi.

Les excellents effets retirés de l'usage de la pepsine
sont encore une preuve en faveur de cette opinion.

S'il en était ainsi, le vomissement aurait le mécanisme suivant : les modifications du système utérin
engendrent par action réflexe des troubles dans les sécrétions stomacales; ces sécrétions stomacales anormales agissent sur les extrémités terminales des nerfs
de la muqueuse de l'estomac ; de là, une impression
qui se réfléchit de nouveau sur les muscles actifs du
vomissement : diaphragme, etc., etc.

Ainsi, en résumé, l'*état de grossesse*, d'après les accoucheurs les plus éminents, suffit à expliquer les vomissemens bénins, si fréquemment observés chez les femmes grosses. Ces vomissements ne s'observent guère qu'au début de la grossesse ; ils durent jusqu'à ce que l'économie se soit habituée au nouveau fonctionnement de l'utérus.

Mais si l'état de grossesse en lui-même est une cause de vomissements, cette cause est cependant insuffisante à expliquer les vomissements rebelles et incoërcibles de la grossesse.

Dans ce cas, il faut évidemment qu'à l'état de grossesse se surajoutent d'autres causes qui sont alors d'autant plus actives qu'elles se trouvent renforcées par l'état de grossesse. En vain l'on objectera que, cet état supprimé, les vomissements dit incoërcibles cessent ; que par conséquent l'état de grossesse doit suffire à les produire.

Le fait est vrai, mais il prouve tout simplement que les causes des vomissements incoërcibles autres que la grossesse ont besoin, pour être effectives, du concours de l'état de gestation, et que celui-ci faisant défaut, elles restent stériles, en partie du moins. Cela prouve encore que les causes peuvent elles-mêmes être subordonnées à l'état de grossesse. Ainsi, comme dans les observations de Dance, supposons qu'une inflammation des membranes soit la cause des vomissements incoërcibles : on ne peut pas dire que les vomissements résultent de l'état de grossesse, puisque celui-ci peut exister sans coïncidence d'inflammation des membranes ; cependant évidemment l'inflammation des membranes ne peut exister en dehors de l'état de grossesse.

En résumé, l'état de grossesse, voilà une cause de vomissements ; mais les vomissements sont en général bénins. Les complications de l'état de grossesse, ou des complications indépendantes de cet état, telles sont, aidées de l'état de grossesse lui-même, les causes des vomissements incoërcibles.

Nous ne dirons rien des complications indépendantes de l'état de gestation, ce serait sortir du sujet ; nous dirons seulement que les autopsies ont fait découvrir chez les femmes mortes de vomissements incoërcibles : des gastrites (Valleix, *Bull. thérap.*, 1849), des ramollissements d'estomac compliqués de phthisie, des ulcères de l'estomac, des cancers, des hernies, des vers intestinaux, des tubercules du péritoine, des maladies du foie, des reins, etc., et des lésions diverses du cervelet, etc.

En dehors de l'état de grossesse, toutes ces lésions engendrent des vomissements tenaces ; il ne faut donc point s'étonner que, cet état aidant, ces vomissements tenaces deviennent incoërcibles.

Les complications liées à l'état de grossesse sont très-variées. La primiparité, à cause de la rigidité du col, est une complication. Les congestions utérines, l'inflammation des membranes de l'œuf, les adhérences du placenta, la contraction spasmodique du col de l'utérus, sont autant de complications liées à l'état de grossesse. L'enclavement, l'antéversion, la rétroversion de l'utérus, ainsi que les rétrécissements très-prononcés du bassin, sont autant de causes provoquant les vomissements dans la grossesse et les compliquant. La preuve que ce sont bien ces causes qui engendrent ces vomissements, c'est que *(sublata causa, tollitur effectus)* Moreau dégage la matrice enclavée, et les vomissements cessent *(Gaz. hebd.,* 1856); Clertan applique douze sangsues sur le col, et les vomissements cessent *(Gaz. hebd.,* I, pag. 253). Cazeaux applique de l'extrait de belladone sur le col, les vomissements cessent. Imbert-Gourbeyre a signalé l'urémie comme cause de vomissements incoërcibles ; on a signalé aussi l'albuminurie, mais cette étiologie me paraît peu probable. Mon excellent ami le Dr Ch. Monot (de Montsauche) m'écrivait dernièrement que toutes les fois qu'il avait eu à accoucher des femmes ayant eu pendant la grossesse des vomissements opiniâtres, il avait toujours constaté des adhérences anormales du placenta nécessitant le décollement chirurgical.

Symptômes des vomissements incoërcibles. — On peut les diviser en deux périodes :

Première période : Ils succèdent à des vomissements simples, se répètent avec une très-grande fréquence. Tous les aliments et les liquides sont rejetés ; ils peuvent être provoqués par l'ingestion de la plus petite quantité de boisson. Les déjections sont des mucosités, des glaires, de la bile ou des aliments, suivant que l'intestin est plein ou vide. La malade ne peut plus rien prendre, elle s'affaiblit promptement, les traits s'altèrent, elle maigrit rapidement. La malade a un peu de sueur la nuit, mais pas de fièvre.

Deuxième période : Dans cette période, les symptômes augmentent de gravité, les vomissements sont plus fréquents et plus violents, l'amaigrissement continue, la soif est vive, la fièvre se déclare, et le pouls donne jusqu'à 140 pulsations. Si cet état dure longtemps, on voit bientôt survenir les syncopes, les accidents cérébraux, des hallucinations, du délire, du coma et la mort.

Traitement. — Par un contre sens funeste, pendant bien longtemps [1] jusqu'à une époque presque contemporaine, toutes les médications dirigées contre les vomissements paraissent destinées à agir sur l'estomac. Qu'il soit regardé comme idiopathique ou sympathique, c'est toujours contre le vomissement lui-même que les médecins dirigent leur thérapeutique ; ou, s'ils ont l'intention de combattre sa cause, comme cette cause suivant eux réside dans l'estomac, c'est toujours l'estomac qui sert de but aux agents hygiéniques ou thérapeutiques.

Rien n'est plus vrai que cette critique. C'est oublier

[1] Dr Anquetin ; Des vomissements, etc., pag. 403 de la Revue médic., 47e. année, 1865.

le fameux *principiis obsta*, que de borner la thérapeutique des vomissements de la grossesse à des médicaments ingérés dans l'estomac. Avant de faire face à
l'*indication symptomatique*, il faut remplir l'*indication
pathogénique*, si faire se peut. Quelle est la complication qui, surajoutée à l'état de grossesse, entretient
les vomissements? Voilà la question à résoudre ; et de
la solution de cette question ressort la médication à
suivre, médication qui, on le prévoit, est excessivement variée.

Nous ne traiterons pas des indications réclamées
par les complications indépendantes de l'état de la
grossesse, par la même raison que nous n'avons pas
cru devoir nous étendre au sujet de ces complications
elles-mêmes. Ne nous occupons donc que des complications liées à l'état de grossesse.

1º *Indications pathogéniques.* — Tantôt une simple
manœuvre coupera court à des vomissements jusqu'ici
incoërcibles ; tantôt une simple application de sangsues
sur le col de l'utérus donnera des résultats inespérés;
d'autres fois des lavements laudanisés modéreront
l'irritabilité utérine ; d'autres fois encore des frictions
faites sur le ventre avec une solution concentrée de
belladone, en diminuant la rigidité utérine, parvien-
dront à calmer des vomissements très-graves. L'extrait
mou de belladone porté à l'aide d'un pinceau sur le
col, sur le segment inférieur de l'utérus, ainsi que sur

les parois vaginales, produira la guérison de cas de vomissements rebelles à toutes les autres médications.

Les disciples de Bretonneau ont employé et beaucoup vanté ce moyen, qui cependant échoua entre les mains de MM. Hervez de Chégoin et Chailly-Honoré. Appuyé sur les succès obtenus par la belladone, l'éminent praticien de Tours pensait que les vomissements incoërcibles étaient dus à une contraction spasmodique du col de l'utérus, qui gênait ainsi l'ampliation de l'organe gestateur. C'est une manière d'expliquer les effets de la belladone, mais est-ce la bonne? Les recherches les plus récentes autorisent plutôt à penser que la belladone agit, dans ce cas, de deux façons convergeant vers un seul et même but, savoir : action locale, consistant à supprimer l'excitation périphérique, point de départ de l'action réflexe qui doit aboutir au vomissement; action générale, portant sur la moelle, dont elle resserre les capillaires, diminue la congestion, et par là amoindrit le pouvoir excito-moteur du centre rachidien.

Il est impossible de mieux choisir, d'après les données physiologiques modernes. C'est par les mêmes données que, dans le *traitement des paralysies des membres inférieurs d'origine réflexe*, Brown-Séquard préconise la belladone, et comme moyen de prévenir l'irritation externe cause de la paraplégie (pag. 131), et dans le but de diminuer les propriétés vitales des

9

centres nerveux, en diminuant la quantité de sang dans la moelle et ses enveloppes (pag. 207).

Quant à la saignée générale, elle ne peut être utile que dans les cas de congestion médullaire, de congestion utérine, d'inflammation des membranes, de gastrite et de pléthore générale. Mais qu'on se méfie, c'est une arme à double tranchant. Autrefois elle était beaucoup employée; de nos jours, certains praticiens qui la préconisent pensent que si les anciens accoucheurs ont si peu parlé des vomissements incoërcibles, c'est qu'ils en voyaient très-peu, et, s'ils en voyaient très-peu, c'est parce qu'il saignaient presque toutes les femmes grosses.

Ce raisonnement est peu convaincant, car alors il s'ensuivrait que toute femme anémiée, cachectique,.... serait à l'abri des vomissements incoërcibles, et ce n'est pas ce que l'observation nous montre. Nous croyons, au contraire, qu'il y a des indications pathogéniques se rapportant à l'état général, que tout praticien doit s'empresser de remplir. Nous avons suffisamment insisté déjà sur la chloro-anémie, l'urémie, etc., comme prédisposant aux troubles nerveux; aussi n'hésitons-nous pas, dans ce cas, à blâmer l'usage de la saignée.

La dernière indication pathogénique dont nous ayons à parler, celle à laquelle on doit avoir recours tout à fait en dernier ressort, c'est l'accouchement prématuré et l'avortement provoqué. Ce serait sortir de

notre sujet, que de discuter l'opportunité d'une telle
opération ; nous savons que les auteurs sont loin d'être
d'accord sur ce point. Disons, avec le Dr Desrivières :
«Il est difficile de se faire à l'avance une théorie sur
des faits qui ne s'offriront le plus souvent à nous
qu'avec des incertitudes ou des conditions imprévues,
et qui dès-lors auront les indications et contre-indica-
tions du *moment*. Le tact et l'expérience de l'homme
de l'art le servent alors souvent mieux que toutes les
règles qu'on peut lui prescrire [1].»

2° *Indications symptomatiques.* — Diminuer surtout la surexcitabilité de l'estomac. Les moyens les plus
divers ont été employés ; nous nous bornerons à une
simple énumération. Les alcalins, eaux de Vichy, de
Bussang ; solutions légères de magnésie avec lait, jamais
le lait seul ; éviter les acides, tels sont les préceptes
de Chomel. Alcooliques (Rayer) ; vin de champagne
(Moreau) ; oxyde noir de mercure (Stackler) ; oxalate
de cérium (Simpson) ; iodure de potassium (Ricord);
apposition brusque d'un morceau de glace sur l'épi-
gastre (Chailly-Honoré) ; opium par la méthode ender-
mique (Honoré). Dans plusieurs cas, mon oncle, le
Dr Duprilot, s'est très-bien trouvé des potions avec chloroforme. M. Corvisart, avec la pepsine, compte un grand
nombre de succès. M. le professeur Fonssagrives dit

---

[1] Dr Desrivières; Thèse de concours d'agrég. Paris, 1857.

avoir réussi à arrêter des vomissements avec des bois--
sons alcoolisées *extrèmement chaudes*, là où avaient
échoué les boissons glacées[1]. Emplâtre de thériaque
(Sydenham) ; ventouses sur le creux de l'estomac
(Mauriceau); acide cyanhydrique (Blundell); kirsch
(Cazeaux); potion de Rivière; frictions, etc. Je m'arrête
dans cette énumération qui, par sa longueur, prouve
combien sont infidèles les moyens énoncés ; car,
contre une maladie ou un symptôme, le nombre des
remèdes employés est en raison inverse de leur effi-
cacité.

Il est important de surveiller l'état des voies intes-
tinales, éviter de laisser persister la constipation (For-
gue, Cazeaux).

Quand la malade en est à la dernière période, quand
les forces s'en vont, lorsque l'amaigrissement augmente
rapidement, éviter l'inanition et nourrir la malade
quand même. Pour cela, employer le rectum et la peau
comme voies d'introduction des aliments, et abandonner
momentanément l'estomac, puisque cet organe se refuse
à remplir ses fonctions. Telle est la manière de faire
des chirurgiens anglais. Des femmes atteintes de vomissements incoërcibles ont été nourries jusqu'à l'accouchement, de cette façon[2].

---

[1] Fonssagrives; Leçons orales à Montpellier, 1867.
[2] Dr Guéniot; Thèse de concours d'agrég. Paris, 1865.

TOUX.

« La toux, dit M. le professeur Rouget[1], est une convulsion brusque et saccadée des muscles expirateurs, reconnaît pour cause une impression réfléchie, qui a son origine tantôt à la surface de la muqueuse de l'arbre aérien, tantôt dans l'estomac (toux gastrique), tantôt dans les nerfs dentaires (toux de la dentition), etc. » Il y a une toux appelée *utérine;* dans les premiers mois de la grossesse, elle est sèche, par quintes; elle est sonore, mais petite. Cette toux peut avoir quelque influence sur le résultat de la grossesse, car par les secousses qu'elle occasionne elle a pu quelquefois produire l'avortement. Son caractère est presque essentiellement nerveux, surtout dans les premiers mois de la grossesse ; aussi a-t-elle été combattue, soit par les narcotiques et spécialement la belladone, soit par les bains répétés. Dans le premier chapitre, nous avons parlé de la toux d'origine mécanique, toux qui cesse au neuvième mois, justement parce qu'alors l'utérus s'affaisse sous son propre poids, et cesse de refouler le diaphragme.

Il est nécessaire de donner la plus grande attention à la nature de la toux ; c'est un symptôme qu'il ne faut pas regarder comme insignifiant, et qui souvent

[1] *Loc. cit.*, pag. 57.

peut avoir la plus grande valeur comme indication thérapeutique, ainsi que nous le faisait remarquer dernièrement M. le professeur Fuster dans une de ses leçons sur la phthisie, à la clinique médicale de l'hôpital
Saint-Éloi. La toux des gastralgiques, le *hem ! hem !*
des phthisiques, la toux des hystériques (violente, sonore, retentissante, à quintes comme dans la coque-
luche), la toux occasionnée par la présence des vers
dans le tube intestinal; toutes ces espèces de toux, de
nature nerveuse, doivent être distinguées les unes des
autres, et il est essentiel pour le praticien qui observe
la toux pendant une grossesse, de diagnostiquer si cette
toux tient à la grossesse elle-même, ou bien à l'une des
affections énoncées plus haut. On comprend très-bien,
en effet, que le pronostic et les indications varieront
du tout au tout, suivant le diagnostic qui aura été
porté.

SPASMES.

1° *Irritabilité réflexe de la vessie.* — On a observé
des envies fréquentes d'uriner tout à fait au début de
la grossesse, aussitôt après la conception, alors qu'il
ne pouvait être question de compression. Churchill
compare cette irritabilité réflexe à celle qui se déclare
dans certaines maladies de l'utérus ou du vagin ; tantôt
il y a du ténesme et des douleurs, tantôt une simple
envie d'uriner, plus fréquente que de coutume.

Il peut y avoir des douleurs vives des uretères.

Burns les attribue au spasme des uretères. Il est probable qu'elles tiennent à la compression exercée par ces conduits, au moment où ils entrent dans le bassin. On a vu ces douleurs amener l'avortement. Il peut y avoir incontinence d'urine aussi dans les premiers mois, et ici la cause la plus probable est l'irritabilité morbide et sympathique du col vésical seul ou de la vessie tout entière.

Enfin, dans les premiers et les derniers mois de sa grossesse, la femme éprouve de grandes difficultés d'uriner; il lui arrive même de ne pouvoir le faire. Au début, cela tient à l'irritabilité du col vésical; mais, dans les derniers mois, cela tient à la constriction spasmodique que peut éprouver le col de la vessie, par suite de la pression exercée par l'utérus gravide. — Denman regarde cette pression sur la vessie par la partie inférieure de l'utérus comme un signe de présentation naturelle.

La distension ou la pression exagérée peuvent même amener une paralysie de la vessie, et par conséquent priver cet organe de son fonctionnement; certains déplacements de l'utérus peuvent aussi avoir le même effet.

2° *Spasmes vasculaires.*— Ils peuvent porter sur le cœur et sur les vaisseaux, surtout sur les capillaires. *S'ils portent sur le cœur,* ils se manifestent par des palpitations et des syncopes. Ces palpitations et ces syncopes se voient d'ordinaire immédiatement après la conception ; elles se remarquent aussi dans les premiers mois de la grossesse, ou lorsque la femme sent remuer. Dans les derniers mois, elles peuvent être imputées aux pressions mécaniques, et rentrer dans les troubles nerveux mécaniques.

3° *Spasme des capillaires.* — Les capillaires se contractent ou se dilatent suivant la quantité de sang qu'ils admettent dans leur intérieur, à la suite d'une irritation quelconque venant se réfléchir sur les vaso-moteurs. Le fonctionnement d'un organe sera normal ou anormal suivant que ses capillaires admettront ou refuseront le sang nécessaire à sa nutrition.

D'après ces principes, il est facile de se rendre compte de certaines oscillations de la sensibilité observées pendant le cours de la grossesse, telles que des anesthésies ou des hyperesthésies partielles, comme dans l'hystérie. En effet, suivant que les capillaires nourriciers d'un nerf sensitif admettront une plus grande quantité de sang, ou une quantité de sang suffisante, ou encore une moins grande quantité de sang, le fonctionnement de ce même nerf sensitif sera exagéré dans le premier cas (hyperesthésie), normal dans le second cas, diminué dans le troisième cas (anesthésie et tous ses divers degrés).

Au lieu d'un nerf sensitif, s'agit-il d'un nerf moteur, si ce nerf moteur est congestionné, injecté, il y aura

surexcitabilité des muscles innervés par cette branche
ou par la partie correspondante du système nerveux,
s'il s'agit de la moelle; si, au contraire, ce nerf ou
cette partie du système nerveux est anémié par suite
de la contracture spasmodique des capillaires, il y aura
paralysie complète ou incomplète des muscles. C'est
cette paralysie sans lésion organique appréciable *post
mortem*, que M. Brown-Séquard a nommée *paralysie
réflexe*, parce qu'elle est due à une contracture par
action réflexe des capillaires du tissu nerveux.

Appliquons le même raisonnement aux glandes, et
nous pourrons affirmer que s'il y a *hypersécrétion*
(ptyalisme, diarrhée, leucorrhée, etc., des femmes enceintes), elle est due à la paralysie réflexe des tuniques
musculaires des capillaires, qui par suite se laissent
distendre, engorger par le sang, et par là fournissent
à la sécrétion un surcroît d'activité, d'où l'hypersécrétion. Y a-t-il, au contraire, absence de sécrétions,
c'est qu'alors, au lieu d'une paralysie réflexe des
capillaires, il y a une contracture, et par suite une
diminution dans l'afflux du sang.

On peut ainsi se rendre compte aussi bien du mal
de dents, que de la céphalalgie, que du froid aux pieds.
Examinons donc rapidement ces troubles nerveux :
tels que la salivation, pyrosis, cardialgie, appétit
capricieux, pica, malacia. Ces trois derniers états
morbides sont évidemment dus aux modifications survenues dans la quantité ou la qualité des sécrétions de

la partie supérieure du tube digestif. Par suite, la muqueuse stomacale est altérée dans sa sensibilité et dans son aptitude à percevoir les impressions qui lui sont transmises.

Citons encore l'ictère, la céphalalgie, le mal de dents, les affections des yeux et des oreilles, la mastodynie. L'ictère est due à une contraction spasmodique des conduits de la vésicule biliaire, d'où séjour forcé de la bile dans la dite vésicule et sa résorption. Après les troubles de l'estomac, les maux de tête sont les indispositions les plus habituelles qui viennent tourmenter les femmes enceintes, surtout celles qui ont tendance à devenir pléthoriques, celles qui sont nerveuses ou hystériques. La céphalalgie peut être bénigne, mais on l'a vue quelquefois être sérieuse par elle-même et aussi être le prodrome d'accidents très-graves. La céphalalgie peut exister à toutes les périodes de la grossesse; dans les premiers mois elle est nerveuse, et dans les derniers elle est plutôt le symptôme d'un état pléthorique quelconque; le plus habituellement elle tient à une pléthore partielle causée par la compression de l'utérus sur les vaisseaux du bassin, le sang ne pouvant descendre librement aux extrémités inférieures. La céphalalgie peut être aussi causée par les fatigues, la constipation, les écarts de régime, les émotions morales, etc. Le mal de dents peut être l'indice de la conception, c'est un malaise surtout des premiers mois; cependant chez certaines femmes il se

montre quelques jours avant l'accouchement. Par l'insomnie et la fièvre qu'il procure, il a quelquefois provoqué l'avortement. Le mal de dents peut dépendre
d'une affection catarrhale ou d'une simple névralgie
dentaire ; mais en général, chez les femmes grosses,
il se produit par action réflexe. Sous l'influence d'une
irritation (partie de l'utérus ou d'un organe troublé
dans ses fonctions consécutivement à l'état de l'utérus),
il se forme par action réflexe un changement dans la
manière d'être de la pulpe du nerf dentaire (congestion, par exemple), de là les douleurs de dents.

La mastodynie est due à la congestion de la glande
mammaire, dont l'enveloppe fibreuse peut présenter une
résistance anormale à la distension de la glande par
suite de l'afflux du sang.

Pour remplir le cadre que nous nous étions tracé,
nous aurions voulu nous appesantir sur les paralysies
diverses observées pendant la grossesse ; mais, à notre
grand regret, nous sommes, par l'étendue déjà peut-
être trop grande donnée à ce travail, obligé de passer
légèrement sur ces troubles nerveux, malgré l'importance que nous leur reconnaissons.

Ces paralysies sont des hémiplégies, des paraplégies
et des paralysies partielles. Quelle que soit la forme
de ces paralysies, la nature en est la même, et la même
pathogénie peut servir aux différentes formes. Le caractère propre de ces paralysies est de se montrer brusque-

ment et de disparaître de même. On les expliquait autrefois en parlant de *congestions* ou d'*apoplexies nerveuses*; ou, si elles se déclaraient pendant la grossesse, on accusait la compression des troncs nerveux. Cette dernière explication est évidemment fautive quand il s'agit d'une paralysie des membres thoraciques. Quant à la premiere, ou elle ne dit rien, ou elle dit trop, en admettant comme démontrée l'existence du fluide nerveux, qui est encore à prouver.

La seule théorie rationnelle scientifique est celle donnée par Brown-Séquard[1], et qui attribue à une anémie d'une portion des centres nerveux la paralysie développée. Il est facile d'étendre son raisonnement (à propos des paraplégies) aux hémiplégies et paralysies partielles des femmes enceintes.

Dans Churchill (pag. 1106 et suiv.), sur vingt-cinq opérations très-intéressantes de paralysies développées pendant la grossesse, la moitié environ a guéri par le fait seul de l'accouchement, avant la délivrance. Dans toutes les observations, l'intelligence est intacte ; la paralysie éclate le plus souvent sans signes précurseurs. La première de ces observations est relative à une hémiplégie partielle survenant à *chaque grossesse* peu après le *début* de celle-ci.

Disons, en finissant, qu'il est important de ne pas confondre ces paralysies *d'origine réflexe* avec les

[1] Brown-Séquard, 1re leçon, trad. Gordon.

paralysies dues à des embolies , paralysies , d'après Simpson, relativement fréquentes chez les femmes enceintes. Mais un signe qui les fera toujours distinguer des paralysies d'origine réflexe , c'est leur coexistence avec des gangrènes plus ou moins étendues.

En résumé, c'est par *l'anémie partielle*, ou *la congestion partielle* pouvant résulter , par le mécanisme de l'action réflexe , d'une irritation quelconque sur un point de l'organisme, que l'on peut se rendre compte du processus pathogénique des différents troubles nerveux sus-énumérés.

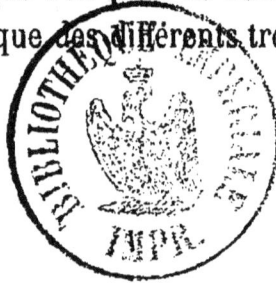

FIN.

www.ingramcontent.com/pod-product-compliance
Lightning Source LLC
Chambersburg PA
CBHW062025200326
41519CB00017B/4926